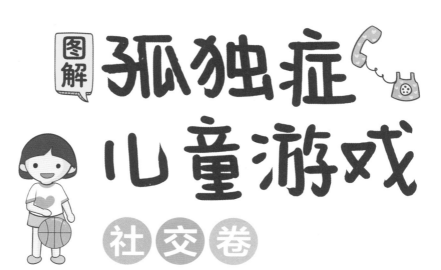

图解 孤独症儿童游戏

社交卷

提高3~12岁孩子的社交能力

范琳琳 / 主编

中国妇女出版社

图书在版编目（CIP）数据

图解孤独症儿童游戏．社交卷 / 范琳琳主编．－－北京：中国妇女出版社，2020.7（2023.9 重印）

ISBN 978－7－5127－1867－8

Ⅰ．①图… Ⅱ．①范… Ⅲ．①小儿疾病－孤独症－康复训练 Ⅳ．① R749.940.9

中国版本图书馆 CIP 数据核字（2020）第 087081 号

图解孤独症儿童游戏·社交卷

作　　　者：范琳琳 / 主编	
责任编辑：耿　剑　张　于	
内文插图：刘金达	
封面设计：天下书装	
责任印制：李志国	
出版发行：中国妇女出版社	
地　　　址：北京市东城区史家胡同甲 24 号	**邮政编码**　100010
电　　　话：(010) 65133160（发行部）	65133161（邮购）
法律顾问：北京市道可特律师事务所	
经　　　销：各地新华书店	
印　　　刷：三河市双升印务有限公司	
开　　　本：170×240　1/16	
印　　　张：18.5	
字　　　数：296 千字	
版　　　次：2020 年 7 月第 1 版	
印　　　次：2023 年 9 月第 5 次	
书　　　号：ISBN 978－7－5127－1867－8	
定　　　价：72.80 元（全二册）	

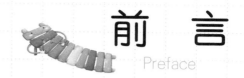

前言
Preface

有人说，孤独症儿童是"来自星星的孩子"。

他们像天上的星星一样，在自己的世界里独自闪烁，一星一世界，遥远又熟悉。他们和正常的孩子一样，需要我们的关心、了解、尊重和接纳。

他们都是父母的心肝宝贝，也是父母的"心中之痛"。要知道，家有孤独症儿童，是一件令人非常揪心的事情……

据有关数据统计，2014 年，美国儿童孤独症患病率为 2.24%，即每 45 名儿童中就有 1 名患孤独症。到了 2016 年，这个数字飙升到 2.76%，即每 36 名儿童中就有 1 名患孤独症。在我国，孤独症患者已超过 1400 万，其中 14 岁以下患者超过 200 万，每 68 名儿童中就有 1 名。

生活在"特殊世界"里的他们，因为认知、语言、运动等发展水平不同，常常表现出言语木讷、行为刻板、兴趣狭窄等倾向，甚至连最基本的生活起居，都需要父母或监护人的悉心照料，给许多家庭带来了无穷的烦恼和痛苦。

为此，我们组织编写了这套《图解孤独症儿童游戏》（全 2 册）。旨在以游戏的形式，寓教于乐，为孤独症儿童克服障碍、控制情绪、学习自理，尽绵薄之力！

科学表明，运用游戏对孤独症儿童进行训练，能在很大程度上促进儿童的沟通、自理能力。对于孤独症儿童来说，游戏不只是玩乐，更是一种很好的训练方式。游戏能够逐步提高儿童的生活能力与沟通能力，为将来融入生活和社会打下基础。

这套书分为"生活技能"与"社交"两部分，分别侧重家庭生活和社交生活。

《图解孤独症儿童游戏·生活技能卷》主要从进食、如厕、穿衣、洗漱、睡眠、家居整理六大方面出发，全面指导父母在日常生活中利用各种资源与孤独症儿童一起游戏，并在游戏中促进儿童生活能力的发展，从而为父母减压、为孩子启智、为社会助力。

《图解孤独症儿童游戏·社交卷》则从注意力、语言、模仿、肢体协调、互动五大方面出发，针对每类问题进行细化，让孩子在游戏中体验快乐的同时，也能提升他们的沟通能力与社交能力。

让我们一起关爱孤独症儿童，用爱融化孤独，用情增添温暖，为他们点亮一盏"心"灯。同时，也衷心希望每一个孤独症儿童都能早日融入社会与生活，拥有美好的未来！

1

理论指导

深入了解孤独症
儿童的日常表现
及内心活动

走进孤独症儿童的内心世界

我们知道，孤独症儿童喜欢按照自己的节奏生活在封闭的世界里，不愿与人交流。他们的内心住着一个不为人知的自己，像驾驶着一部不受操纵的机器，看到和听到的世界与我们大不相同。其实，他们的内心也渴望与人沟通，渴望得到互动。

沟通的过程

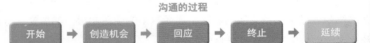

开始 ➡ 创造机会 ➡ 回应 ➡ 终止 ➡ 延续

若想走进孤独症儿童的内心，就要学会与他们沟通。请看下面的情景：

图解分析，通过
孩子的外在表现
了解孩子的内心
诉求

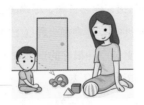

1. 妈妈留意到孩子想玩玩具车。

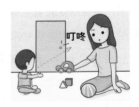

3. 门铃响了，孩子注意力被吸引。

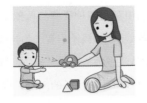

2. 妈妈主动将玩具车递给他。

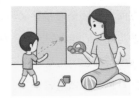

4. 孩子忽视玩具车，径直朝门口走去。

2
技能训练

 ## 注意力训练与游戏

游戏 1 抛玩具

目标

在游戏中学习物品的运动轨迹。

操作要点

目标：通过游戏获得相应的能力与技巧

 适合年龄 3～6岁

1. 当着孩子的面，把玩具或球抛向空中，吸引他的注意力。

3. 继续抛玩具或球，引导孩子参与，并让他捡起、递过来。

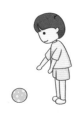

操作要点：分步图解，融入细节，一目了然

2. 当孩子伸手去抓取玩具或球时，观察他的表情。如果在微笑，说明他很喜欢。

4. 多玩几个回合，孩子也会模仿着向上扔玩具或球。

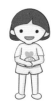

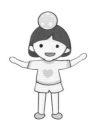

活动延伸：多措并举，延伸训练，创造新玩法

> **活动延伸**

抛玩具可以大大提升孩子的训练兴趣，家长可以借机多变换游戏规则，有意识地锻炼孩子的运动能力。

目 录

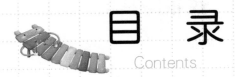

Contents

第1章　**孩子，你的世界不孤单**
——走进内心世界

走进孤独症儿童的内心世界 / 02

影响孤独症儿童社交障碍的因素 / 03

孤独症儿童社交障碍的主要表现 / 04

孤独症儿童如何进行社交训练 / 08

第2章　**注意力训练与游戏**
——共度地板时光

训练注意力的重要性 / 14

注意力训练与游戏 / 15

游戏1　抛玩具 / 15

游戏2　找积木 / 16

游戏3　穿木珠 / 17

游戏4　投篮 / 18

游戏5　什么不见了 / 19

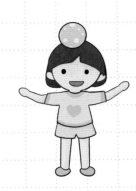

游戏6　沿线剪纸 / 20

游戏7　找规律 / 21

游戏8　玩积木 / 22

游戏9　旋转椅 / 23

游戏10　堆筷子 / 24

游戏11　投球游戏 / 25

游戏12　寻宝箱 / 26

游戏13　传悄悄话 / 27

游戏14　小牛推车 / 28

游戏15　接数游戏 / 29

游戏16　反向运动 / 30

游戏17　谁的鼻子灵 / 31

游戏18　按顺序找数字 / 32

游戏19　词语侦探 / 33

游戏20　抓耳、抓鼻 / 34

游戏21　更大、更小 / 35

游戏22　报数过"2" / 36

小　结 / 37

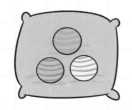

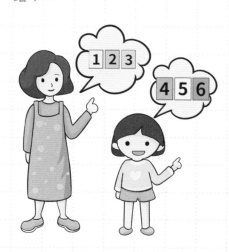

第3章 语言训练与游戏
——感受语言的魅力

语言训练的重要性 / 40

语言训练与游戏 / 41

游戏1 吹羽毛 / 41

游戏2 吹泡泡 / 42

游戏3 认识自己的身体 / 43

游戏4 我们来唱歌 / 44

游戏5 儿歌互动 / 45

游戏6 "我要……" / 46

游戏7 打电话 / 47

游戏8 小圆形真会变 / 48

游戏9 我是小司机 / 49

游戏10 发音训练 / 50

游戏11 看图说字 / 51

游戏12 单词训练 / 52

游戏13 选择物品 / 53

游戏14 选择回答 / 54

游戏15 方位词 / 55

游戏16 过家家 / 56

游戏17 回声 / 57

游戏18 传球 / 58

游戏19 猜猜我是谁 / 59

游戏20 南瓜 南瓜 / 60

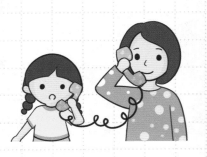

游戏21 我的名字 / 61

游戏22 音乐宝座 / 62

小 结 / 63

第4章 模仿训练与游戏
——跟我学，模仿他人

模仿能力的重要性 / 66

模仿训练与游戏 / 67

游戏1 动物模仿秀 / 67

游戏2 快快来变身 / 68

游戏3 钓鱼 / 69

游戏4 金鸡独立 / 70

游戏5 开汽车 / 71

游戏6 动作模仿 / 72

游戏7 猫步 / 73

游戏8 学动物走路 / 74

游戏9 谁会飞 / 75

游戏10 盒子变变变 / 76

游戏11 有趣的手影 / 77

游戏12 我最像 / 78

游戏13 木头人 / 79

游戏14 易拉罐小游戏 / 80

游戏15 托球游戏 / 81

游戏16 你做，我猜 / 82

小 结 / 83

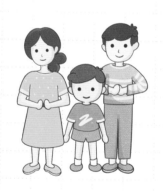

第5章 肢体协调训练与游戏
——运动使我快乐

肢体协调的重要性 / 86

肢体协调训练与游戏 / 87

游戏1 独木桥 / 87

游戏2 拍球 / 88

游戏3 投纸球 / 89

游戏4 石头剪刀布 / 90

游戏5 玩接球 / 91

游戏6 学倒走 / 92

游戏7 滚球 / 93

游戏8 保龄球 / 94

游戏9 脚尖站立 / 95

游戏10 单脚跳 / 96

游戏11 跳数字 / 97

游戏12 照镜子 / 98

游戏13 运小球 / 99

游戏14 滑雪 / 100

游戏15 天气预报 / 101

游戏16 钻呼啦圈 / 102

小结 / 103

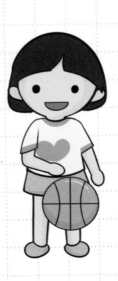

第6章 互动训练与游戏
——轮流与互动

互动能力的重要性 / 106

互动能力训练与游戏 / 107

游戏1 抬"轿子" / 107

游戏2 快到碗里来 / 108

游戏3 分辨声音 / 109

游戏4 青蛙跳 / 110

游戏5 拔萝卜 / 111

游戏6 追泡泡 / 112

游戏7 闯关游戏 / 113

游戏8 搭城堡 / 114

游戏9 去餐厅 / 115

游戏10 跑得快 / 116

游戏11 对旗语 / 117

游戏12 正话反说 / 118

游戏13 车来了 / 119

游戏14 收银员 / 120

游戏15 鸟蛋对对碰 / 121

游戏16 足球比赛 / 122

小 结 / 123

附 录 / 124

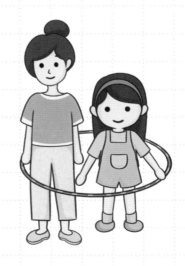

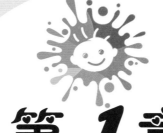

第1章

孩子，你的世界不孤单

——走进内心世界

走进孤独症儿童的内心世界

我们知道，孤独症儿童喜欢按照自己的节奏生活在封闭的世界里，不愿与人交流。他们的内心住着一个不为人知的自己，像驾驶着一部不受操纵的机器，看到和听到的世界与我们大不相同。其实，他们的内心也渴望与人沟通，渴望得到互动。

沟通的过程

开始 ➡ 创造机会 ➡ 回应 ➡ 终止 ➡ 延续

若想走进孤独症儿童的内心，就要学会与他们沟通。请看下面的情景：

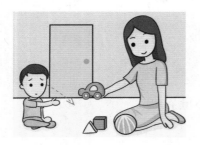

1. 妈妈留意到孩子想玩玩具车。

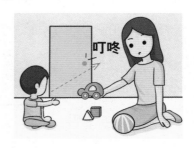

3. 门铃响了，孩子的注意力被吸引。

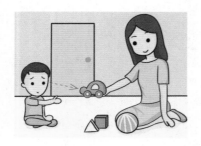

2. 妈妈主动将玩具车递给他。

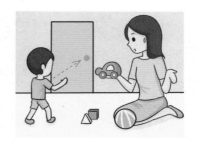

4. 孩子忽视玩具车，径直朝门口走去。

在这个场景中，妈妈留意到孩子想要玩玩具车，于是便将玩具车递给孩子，并期望孩子接过玩具车以延续沟通。但孩子却被门铃声吸引，他没有接着玩玩具车，而是跑到门前，导致妈妈和孩子之间的沟通中断了。

孤独症儿童不能用语言来表达需求，这便需要家长格外留意他们的非语言信息，如眼神、视线等。若孩子盯着玩具车看，便给他玩具车，以得到他的回应。

孤独症儿童与普通孩子一样渴望被关爱、被接纳、得到鼓励和赞扬，更渴望拥有正常的生活。作为孤独症儿童的家长，在引导孩子时应尽量俯下身来，认真地倾听。经过长期理解与磨合后，才能走进他们独特的世界，了解他们潜在的需要。

 # 影响孤独症儿童社交障碍的因素

作为父母，训练孩子的目的就是让他们能最大限度地融入社会，具备独立生活的能力。而在现实生活中，孤独症儿童由于社交障碍无法进行正常的社交，无法像其他人一样掌握社交必备的技能，出现这种障碍的原因主要有以下几个方面的因素：

社交理解与语言障碍

不能理解他人的语言、思想、希望和意图，更不能预计他人的行为和动机，是孤独症儿童最大的社交障碍。

社会交往能力所必需的技能

在社会交往中，孩子需要具备一些基本的技能才能融入集体活动，比如互动、模仿和分享等。对于孤独症儿童来说，这些都具有不小的挑战性。

社会互动能力

一般来说，孤独症儿童会在主动响应和信息处理方面产生时间延迟或不做反应。

此外，孤独症儿童还会出现情绪和表达不能同步的情形，经常表现出混杂、含糊的表情，令对方难以分辨他的喜怒哀乐。

正是这些因素导致孤独症儿童需要花更多的时间去听、去理解、去思考、去回应。因此，他们的反应就会延迟。有时，对方会误以为他们反应慢是因为对话题不感兴趣，从而终止了沟通。

孤独症儿童社交障碍的主要表现

社交障碍是孤独症儿童面临的最大问题。他们对周围的事物漠不关心，难以体会他人的情绪和感受，也无法正确地表达自己的情绪和感受，主要表现有：

一、不能进行正常的社会交往

1 缺乏社会交往的兴趣

孤独症儿童因为喜欢独自玩耍，缺乏社会交往的兴趣。对于别人的问候，他们极少用微笑来回应，对家人与对陌生人一样没有情感性的依恋。

2 没有目光对视

这是孤独症儿童的一大典型症状。他们偶然性的抬头、短暂的目光接触也纯粹是工具性和机械性的，并不包含情感。正常发展的儿童会用眼光去看人、去寻求关注，而患孤独症的儿童却做不到。

3 听觉系统异常

一般来说，孤独症儿童对人的声音不感兴趣，但对其他声音特别敏感。

当你喊他们的名字时，他们不会有反应，反而对摩擦声、汽车的喇叭声、门铃声特别感兴趣。

4 无法有目的、有选择性地进行交流

有些孤独症儿童偶尔也会运用交往语言与交往行为，如见人打招呼、用手势说再见等。但这种行为大多数是机械地、刻板地复制，而不是有理解、有目的、有选择地表达。因为他们并不能理解挥手就是再见的意思。

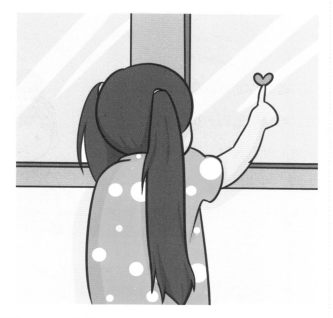

二、不能建立正常的伙伴关系

1 只对玩具的某一特性感兴趣

孤独症儿童典型的缺陷是不能正常发展友谊，在游戏中很少出现自发的象征性游戏，他们大多数不能理解玩具的功能而只对玩具的某一特性感兴趣。

譬如，喜欢一些玩具的声音、颜色，甚至是零部件。好比当我们把一辆玩具车拿给一个3岁的孤独症儿童时，他会拿起来、扔下，拿起来、扔下，却不知道拿着车子向前推。

2 无法理解并遵守游戏规则

孤独症儿童很难懂得与小伙伴玩耍时要遵守游戏规则。比如，玩躲猫猫，没等别人找他，他自己便出来了。由于他们性格孤僻、兴趣单一，有时别的小朋友在他们身边玩，他们也不会主动加入，更不会跟在别人后面跑来跑去。

3 很少交到朋友

孤独症儿童很少有自己的朋友。当你问他们喜欢跟谁玩、谁是他的好朋友时，他们常常会把老师、阿姨作为"朋友"，这种情况会持续到他们成年以后。

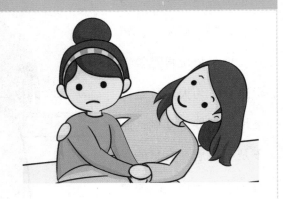

三、缺乏依恋关系、不会寻求帮助

1 缺少对人的依恋

正常发展的儿童到了 6 个月以后会逐渐发展出对父母或其他亲人的依恋感。而孤独症儿童产生这种依恋关系的时间比较晚，甚至不会产生。例如，他们对爸爸妈妈的呼唤声视而不见或听而不闻，以致家长误以为他们的孩子有听力障碍。

有些孩子似乎也能表现出对家长的亲近，但与一般儿童有着本质的区别。例如，当家长抱着他们的时候，他们不会与其进行目光接触，就算有短暂的接触也是不带任何情感的。

2　对物品过度依恋

与此同时，孤独症儿童往往会发展出对于某种物品的依恋关系。例如，玩具熊、溜溜球，或者是会发光、发声的东西。

3　不懂得害怕

孤独症儿童在该害怕的时候往往并不表现出害怕。有专家认为，这可能与他们大脑中调节情感的松果体—下丘脑—垂体—肾上腺轴部分的异常有关。例如，过马路时不看红绿灯、与动物在一起时不知道保护自己，甚至不知道躲避危险物体。

4　不会寻求帮助

在痛苦、害怕、有困难或者受委屈时，正常儿童往往会去找自己的亲人帮忙。而孤独症儿童感到害怕或难受的时候，往往是宁可独居一处也不会寻求帮助。例如，有的孤独症儿童听到可怕的声音时会抱着枕头缩在墙角；有的在哭闹时被抱起反而哭得更厉害，放下后却停止了哭声。

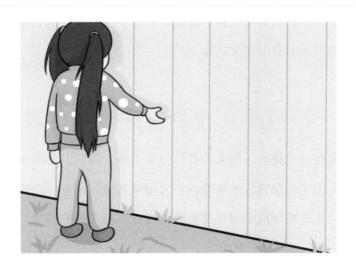

四、情感、社会互助方面的困难

① 缺少情感意识

一般来说，正常儿童到了 2 ～ 3 岁时就有了情感意识。这时，他们不仅能表达自己的一些情感，更重要的是能懂得他人，特别是父母的许多情感。比如，妈妈高兴时孩子也会笑，而妈妈生气时孩子常常会去注视她。

孤独症儿童在这一方面往往存在极大的困难，他们很难理解他人的面部表情，不会察"颜"观色。因此他们无法准确地表达自己的情感，在社会交往、公共场所的互动中往往困难重重。

② 社会互助能力差

孤独症儿童在寻求帮助的时候，往往与正常的儿童有很大的差别。例如，需要人帮助去打开一罐饮料时，他们往往只会牵着大人的手，使其接触到该东西，但同时却没有任何目光接触。

我们知道，正常的儿童在这种情况下，一般除了会用手指点以表达需要帮助的意思，还会用眼神寻求帮助；而孤独症儿童要完成这种用手指点以表达需要帮助的动作，或者有眼神的配合，通常会随着年龄增长很晚才慢慢出现，甚至可能根本不会出现该动作。

 孤独症儿童如何进行社交训练

孤独症儿童在目光接触、与人沟通、学习手势、说话以及听从指令方面存在困难，这也就突出了社交训练的重要性。父母及其他照顾者可以通过专业技术手段来帮助孤独症儿童更好地学习社交及语言技能。由于他们的学习方式与大多数孩子有所不同，所以需要专门的指导。

一、跟随孩子的引导

跟随孩子的引导是指可以让孩子选择玩具或活动。研究表明，孩子自己选择活动时，他们会表现出更适当的社交和游戏行为，并且破坏性行为也相对较少。

1　让孩子选择活动

一旦孩子选择一件玩具，家长就在一旁等着，看他如何玩。通过等待，让孩子获得发起游戏并引导游戏的权利。

2　与孩子面对面

把自己置于孩子的视线范围内，这样他就能够轻易地与你进行目光接触，并看到你正在做的事情。

3　进入孩子的游戏

在游戏中帮助孩子，让你成为一个不可缺少的部分。比如，当孩子想搭建城堡时，把积木递给他或者和孩子轮流把积木放在城堡上。要让孩子觉得他才是游戏的引导者，避免对孩子的游戏进行指引或试图引导他。

4　对游戏进行评价，但不要提问或发出指令

你可以对孩子正在做的事情进行评论，但不要向孩子提问；尽管他可能会回应，但这并非自主沟通。在这里，我们的目标是增强孩子的自主沟通和对你的关注。

5　等待孩子参与或与你沟通

你要克制自己，不要对孩子的需求进行预测、不要提问、不要告诉他该如何做。唯一能做的就是等待，等待孩子自主参与的机会。

6　保持敏感

如果孩子的行为遭遇挫败，拒绝再与你互动，你可以认同他的感受，但不要停止互动，可以尝试换一种方式加入他的游戏。

你跟随孩子引导的同时，切忌让他觉得你是控制情景的人。你要决定哪些行为是可以接受的，如果孩子做出某种不被接受的行为，要让他明白这种行为是不好的，并把引发问题的玩具或物体移开。

二、模仿孩子

对孩子进行模仿可以增加被模仿的行为。你可以通过模仿，引导孩子的行为，比如孩子通过挥手表示兴奋，但你可用拍手来表示兴奋，或者把双手放在头顶上并说："哇，我做到了。"这些动作和语言都是在向孩子展示一个更加恰当的行为。

三、示范与扩展语言

父母说话的内容和方式都会对孩子理解和运用语言的能力产生深刻的影响。在示范语言时，可以向孩子示范语言在语音、语法、词汇上的一些特征。当你围绕孩子的兴趣点运用这项技巧时，可以帮助他学习新的词汇、句子的结构，以及开发语言表达的功能。这项技巧还能使孩子理解自己的行为具有意义，并能从别人那里得到回应。

以吹泡泡活动为例，父母示范吹的动作并引导孩子来表达。除了使用名词和动词外，还可以通过非语言的沟通方式，包括面部表情、手势、文字和图片等，帮助孩子理解不同的词语，以此丰富孩子的词汇量。

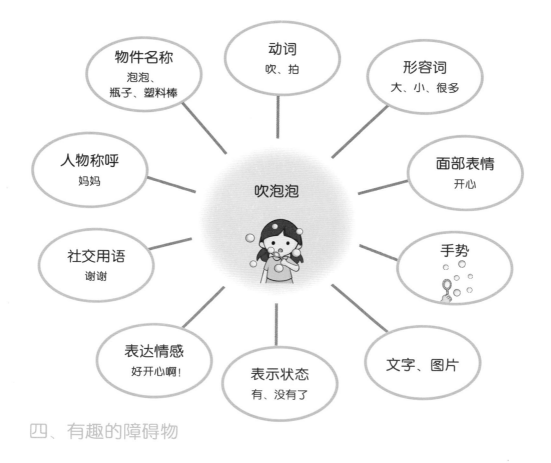

四、有趣的障碍物

所谓有趣的障碍物，是指孩子在玩游戏的时候，家长可以用一种有趣的方式，如跟他讲话、用玩具吸引或用夸张的动作等来打断孩子的游戏。设置有趣的障碍物的方法如下：

1. 预先使用一些相同的简短词语，提醒孩子注意即将有事情发生。

2. 设置障碍，例如孩子正在漫无目的地闲逛或来回奔跑，你可以挡住他的路，并且示范你想让他学会的语言。

3. 等待孩子以某种方式进行沟通或回应。

4. 对孩子的沟通做出回应。

通过这种方式，增加孩子对你的参与以及他在活动中的兴趣，达到与孩子良性沟通的目的。

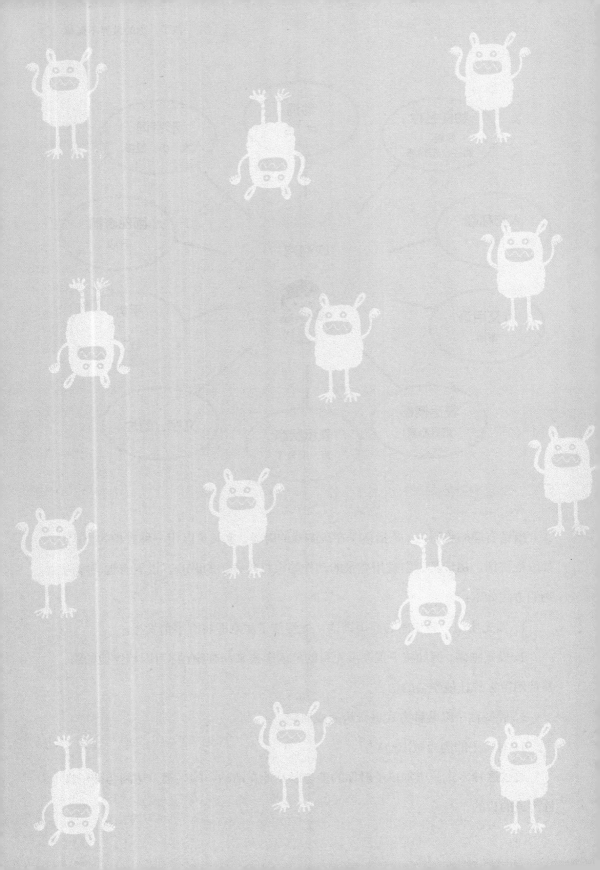

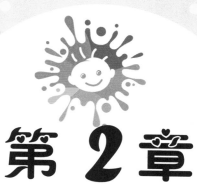

第 2 章

注意力训练与游戏

——共度地板时光

训练注意力的重要性

　　注意力不集中是孤独症儿童普遍存在的问题。对于一个注意力很差的孤独症儿童来说，只有吸引他的注意力，提高他的注意力水平，才能让他在动作模仿、语言指令方面有所提高。

　　基于此，家长可以利用孤独症儿童感兴趣的物体对其进行注意力训练。例如，他喜欢溜溜球，那么溜溜球就是一个非常好的训练器材。当他完成你所要求的动作时，可以将溜溜球作为奖励物，给他玩一会儿。

　　此外，家长还可以利用有趣又需要注意力高度集中的游戏活动进行训练。玩弹珠几乎是所有小朋友喜爱的游戏活动，孤独症儿童也不例外。摆一张四方桌，面对面而坐，家长手里拿着弹珠，孩子手里拿着小碗。家长先将弹珠从桌子上慢慢地滚过去，让孩子用小碗接住。通过这样不断地训练，孩子在游戏中不仅玩得开心，也能收获更好的训练效果。

注意力训练与游戏

游戏 1 抛玩具

适合年龄
3~6岁

目标

在游戏中学习物品的运动轨迹。

操作要点

1. 当着孩子的面，把玩具或球抛向空中，吸引他的注意力。

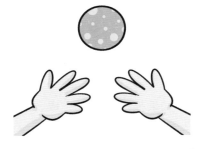

2. 当孩子伸手去抓取玩具或球时，观察他的表情。如果在微笑，说明他很喜欢。

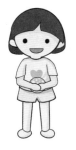

3. 继续抛玩具或球，引导孩子参与，并让他捡起、递过来。

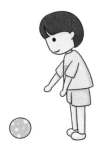

4. 多玩几个回合，孩子也会模仿着向上扔玩具或球。

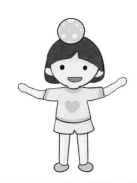

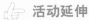 **活动延伸**

抛玩具可以大大提升孩子的训练兴趣，家长可以借机多变换游戏规则，有意识地锻炼孩子的运动能力。

游戏 2 找积木

适合年龄
3～6岁

目标

提升注意力的稳定性和持续性。

操作要点

1. 注视着孩子的眼睛并告诉他："给我 1 块积木，好不好？"

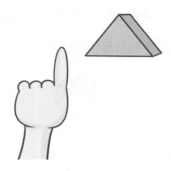

2. 如果孩子按照指令执行，可以继续说："给我 2 块积木，好不好？"

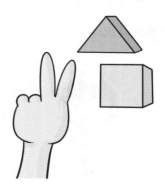

3. 如果孩子不执行，你可以先用肢体语言吸引他注意，然后再提出要求。

用鼓掌吸引注意

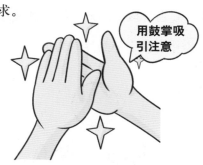

4. 如果孩子都可以完成，就开始下达 2 个没有关联的指令，比如"把积木放在篮子里"，这里面就包含了"拿积木"和"放到篮子里"2 个指令。

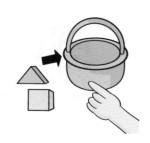

👉 **活动延伸**

在生活中，可以适当地要求孩子帮助大人完成简单的事情，比如让他拿着东西到指定地方、叠好被子并放到枕头上等。慢慢增加动作指令，可以有效提升孩子注意力的稳定性和持续性。

游戏 3 | 穿木珠

目标

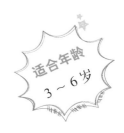

通过游戏不仅可以锻炼孩子双手的精细动作，还可以训练注意力。

操作要点

1. 准备十几颗各种颜色的小木珠和 2 根细绳。

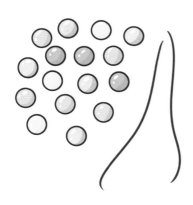

2. 家长一手拿小木珠，一手拿线，边穿边说："看，小木珠上有个小孔，线从这里穿进去，拉出来；一颗一颗穿起来，变成一串小手链，套在手腕上，真好看！"

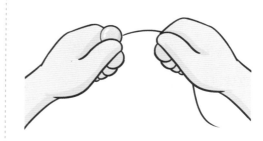

3. 让孩子自己动手穿木珠，在孩子穿的过程中，家长要在一旁多多鼓励。

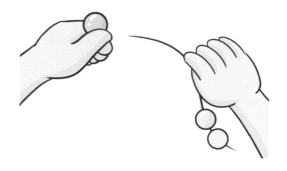

👉 **活动延伸**

穿木珠时，可以一边穿一边学习认颜色，还可以 1 颗红色、2 颗蓝色、1 颗绿色这样有规律地穿，增加游戏难度。

游戏 4 投篮

目标

利用手腕的力量将球抛出去，可以锻炼关节及手部力量，也可以训练手眼协调能力。

适合年龄
3～6岁

操作要点

1. 父母找个竹筐或者大纸盒，先用轻巧的小皮球进行投球练习。

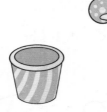

2. 让孩子模仿父母的动作，用小皮球进行投球练习。

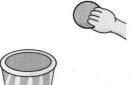

3. 熟练后可以逐渐增加球的重量，增强手部的承受力。

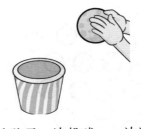

4. 让孩子一边投球，一边数数，和父母进行比赛，看谁投的数量最多。

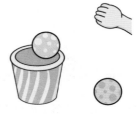

5. 如果条件允许，可以去篮球场上，用篮球投球筐试一下身手。

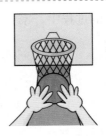

👆 **活动延伸**

如果孩子喜欢这个游戏，还可以拉远投球的距离。

游戏 5 什么不见了

目标

锻炼孩子的抗干扰能力。

适合年龄
3～6岁

操作要点

1. 在桌上摆放几张有特色的图片，图片上可以印有动物、植物或人物等。

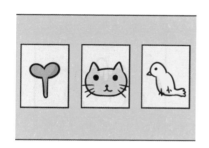

2. 家长指着每一张图片，让孩子说出名称，并能在短时间内记住。

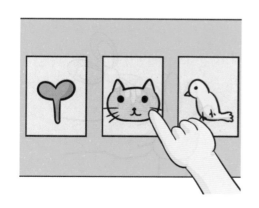

3. 让孩子闭上眼睛，拿走其中一张；让孩子睁开眼睛，问他："什么东西不见了？"让孩子集中注意力去回忆。

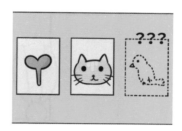

4. 如果每次都能答对，可以加大游戏难度，多拿走几张图片，让孩子回忆。

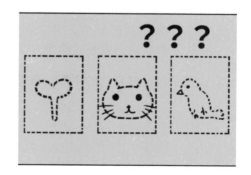

👉 **活动延伸**

每次给孩子看图片的时间尽可能缩短，观察一两秒后就让孩子闭上眼睛，开始游戏。

游戏6 沿线剪纸

目标

在游戏中训练孩子的专注力，提升孩子的手眼协调能力。

操作要点

1. 准备1把小剪刀、1张彩纸，用笔在纸上画1个大手形。

2. 手把手教孩子使用剪刀，然后告诉他沿着"手形线"，将画的手形剪下来。

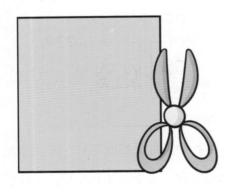

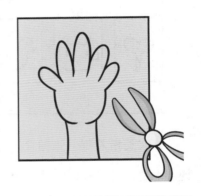

3. 孩子剪完后，家长应给予口头奖励，然后让孩子自己画自己的手形，再剪下来。

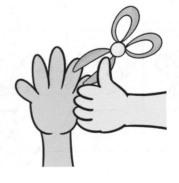

☞ **活动延伸**

等孩子使用剪刀更加灵活后，可以增加一些难度，比如形状和线条更加复杂的图形，特别是弧形的图案，操作起来比直线更有难度。

游戏 7 找规律

目标

按照不同的颜色寻找规律。

适合年龄
3~7岁

操作要点

1. 拿出红、黄 2 种颜色的木珠混合放在一起，让孩子按不同的颜色将它们区分开。

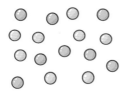

2. 在按颜色区分的同时，分别数出每种木珠的数量。

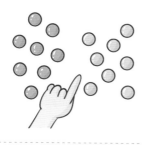

3. 家长先把红色和黄色木珠依次穿进线中，递给孩子继续穿。

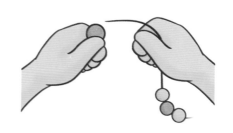

4. 观察孩子能否按照规律串木珠，尽量减少引导。看着孩子穿一颗，就说"穿红色珠子"或"穿黄色珠子"。

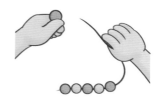

5. 孩子找到规律后，可以将颜色相同的木珠每 2 颗或 3 颗穿在一起，看看孩子能不能很快找到规律，然后继续穿。

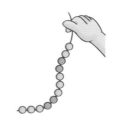

👆 **活动延伸**

增加游戏难度，把木珠换成黄色、红色、绿色 3 种颜色，进一步挑战孩子的注意力。

游戏8 玩积木

目标

在游戏中学会认识、分辨颜色，提升注意力。

操作要点

1. 和孩子一起玩积木时，为了引起他们的关注，可以试着搭建一些组合，增加孩子的兴趣。

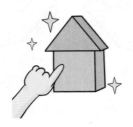

2. 拿出若干块颜色不同的积木，在有抽屉的柜子前放好。

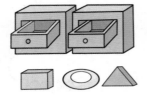

3. 家长可尝试对孩子发出指令："请把绿色的长方形积木装进第二个抽屉里"或"请把红色的圆圈积木放进第一个抽屉里"。

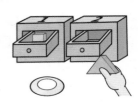

4. 孩子放好后，再请他把积木找出来："请把红色积木拿出来，再把绿色的积木拿出来。"孩子就要依靠记忆来打开相应的抽屉，拿出积木。

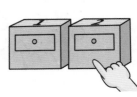

5. 在游戏的过程中，孩子也可以和家长互换角色来玩，以提高他们的积极性。

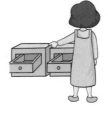

活动延伸

这个游戏还可以用球、布娃娃等玩具代替积木。一开始，物品可以少几样，根据熟练程度再慢慢增加玩具种类和数目。

游戏9 旋转椅

目标

减少动来动去的现象，延长注意力集中的时间。

适合年龄 4～6岁

操作要点

1. 让孩子坐在旋转椅上，双脚踏地坐稳。

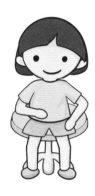

2. 先由孩子独立用脚踏地板的方式转动椅子，开始时动作要缓慢、平稳。

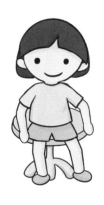

3. 再由家长帮忙转动或移动椅子，速度略快，并随时观察孩子的表情，如果出现不舒服的反应要及时停止。

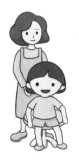

4. 在玩旋转椅的时候，也可以加入多种元素，例如边转边唱歌、用椅子当汽车，让小朋友玩起来更开心。

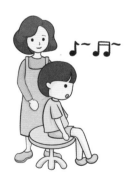

👉 **活动延伸**

除了旋转座椅，家长还可以适当地把座椅往前、后、左、右推，让孩子感受平行移动的刺激感。

游戏 10 堆筷子

适合年龄 4～6岁

目标

在玩乐中训练孩子的注意力。

操作要点

1. 在玩堆筷子游戏时，家长应多准备一些吃饭用的筷子，玩完洗干净、消毒后收好即可。

2. 把多根筷子随意搭在一起，让孩子慢慢地一根一根拿起来。

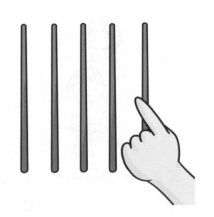

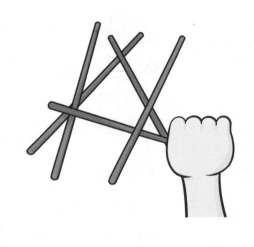

3. 力求做到每拿起一根时，不触动其他筷子，数量由少到多加大难度。

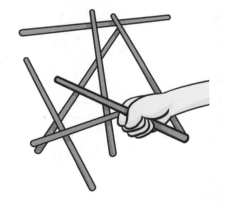

👉 **活动延伸**

此外，还可以用筷子做些简单的玩具，锻炼孩子的动手能力。

游戏 11 投球游戏

目标

把球投向垫子的过程可以锻炼孩子的精细动作，让孩子理解事物之间的因果关系。

适合年龄
4～7岁

操作要点

1. 准备 1 个抱枕垫，再准备 2 个小球。

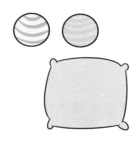

2. 先让孩子玩一会儿小球，吸引他的注意力。

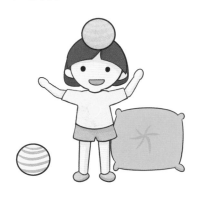

3. 家长拿着抱枕垫离孩子 1 步的距离，让他把球投向垫子，越快越好。

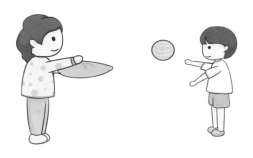

4. 为了增加游戏的趣味，家长可以和孩子一起比赛，看谁放得多。

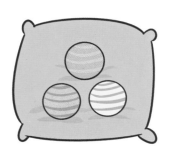

活动延伸

如果孩子进行得顺利，可增大游戏难度，把抱枕垫换成瓶子，或改用勺子舀弹珠来代替用手投放。

游戏 12 寻宝箱

目标

让孩子闭着眼睛触摸箱子，也能准确地感知物体。

操作要点

1. 准备 1 个空箱子，装入适量小球、小汽车、硬币、积木等小物件。

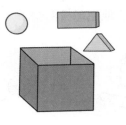

2. 家长先带着孩子熟悉一下箱子里的物品，依次拿出来摸一遍。

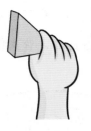

3. 熟悉物品后，让孩子闭上眼睛，伸手从箱子里摸出不同的物品，并根据触感说出名字，例如"这是汽车""这是积木"。

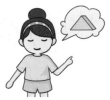

4. 如果孩子摸不出来或者摸错了，就让他睁开眼睛看着摸，并记住这个感觉。

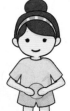

5. 经过几轮练习后，孩子渐渐熟悉每个物品的手感，再闭眼去摸，直到可以摸出所有物品为止。

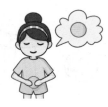

👉 **活动延伸**

当孩子触摸形状差异很大的物品并成功识别出来后，可尝试外形相似的玩具，比如足球、排球等球状玩具，或者卡车和工程车等玩具模型。

游戏 13 传悄悄话

目标

通过传话游戏增加注意力训练的乐趣。

适合年龄
5 岁以上

操作要点

1. 可以由爸爸和孩子先玩一会儿，吸引他的注意力。

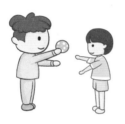

2. 在他开心的时候，小声告诉他："冰箱里有西瓜和苹果，没有饮料。"

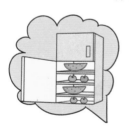

3. 然后让孩子用"悄悄话"的形式告诉妈妈。

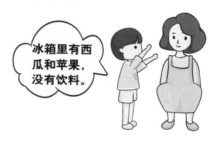

冰箱里有西瓜和苹果，没有饮料。

4. 请妈妈说出孩子的传话内容，检查正确率。

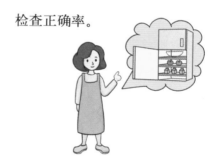

5. 同时，可以根据传话的结果来改变"悄悄话"的难度和长短。

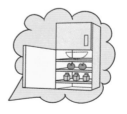

👉 **活动延伸**

当孩子熟练地掌握传话游戏后，可以边说边增加一些动作辅助理解"悄悄话"的内容，让孩子在传话的同时锻炼大肌肉的运动能力。

游戏 14 小牛推车

目标

适合年龄
5 岁以上

利用双手的支撑力刺激深感觉，让孩子时刻保持注意力集中，保证身体的平衡性。

操作要点

1. 让孩子先趴在地板上，父母站在后面，将孩子的双脚抬起。

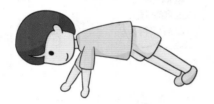

2. 孩子用双手支撑爬行，父母抬着孩子的双脚前进。

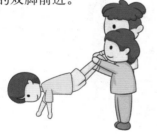

3. 先慢慢地前进，如果孩子感到吃力，可以随时坐下来休息。

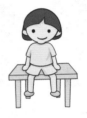

4. 如果孩子的体力不允许，可以把孩子的脚放在滑板上，高度降低以减轻双手的压力。

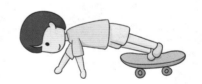

5. 家长在后面推的时候要缓慢，力量不要太大，以免孩子向前扑倒、摔伤。

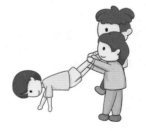

👉 **活动延伸**

熟练直线爬行后，可以尝试转弯和通过障碍物的爬行技巧。

游戏 15 接数游戏

目标

适合年龄
6 岁以上

接数游戏可以锻炼孩子的注意力，同时可使孩子

对数字和计算有所认知。

操作要点

1. 家长拿出数字卡片，吸引孩子

一起观察上面的内容。

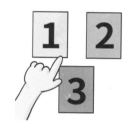

2. 教孩子拿着卡片，逐一读出数字。

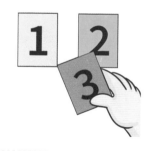

3. 首先了解数字的排列顺序，并

加深其印象。

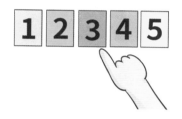

4. 家长说出几个数，孩子接着往

下数出与家长一样多的数，例如，家

长数 1、2、3，孩子

数 4、5、6；家长

数 7、8，孩子接

下去数 9、10。

5. 在孩子懂得游戏规则后，可让孩子先数，

家长再接着数。

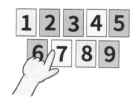

✍ **活动延伸**

在孩子理解游戏规则的基础上，加入简单的加减法，先让孩子读数并说

结果，家长再重复一遍。

游戏 16 反向运动

适合年龄
6岁以上

目标

训练孩子迅速做出反应的能力。

操作要点

1. 在地面上画1条直线作为起点，让孩子站在起点上。

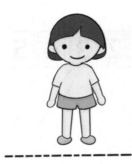

起点

2. 家长担任指挥官，发布各种指令，比如向前、向后等。

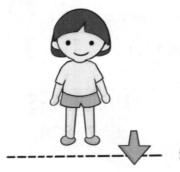

起点

3. 孩子听到父母的指令后，要以最快的速度按照指令行动。

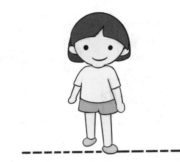

起点

4. 如果孩子动作混乱，父母可以用手指出方向进行引导。

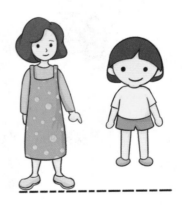

起点

👉 **活动延伸**

认识了向前、向后的基本动作后，可以增加蹲下、站起、向前跳和向后跳的指令。

游戏 17 谁的鼻子灵

目标

通过气味辨别水果，增强注意力。

操作要点

1. 将苹果、香蕉、桃子、榴梿切成小块，分别放入不透明的口袋中密封。

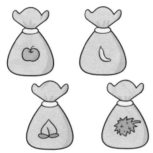

2. 让孩子打开一个口袋，放到鼻子边闻一闻，不要让他看到里面的水果。

3. 让孩子猜一猜袋子中放的是什么水果。

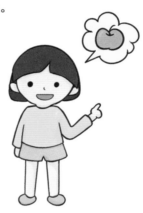

4. 如果猜不对，可以再试一次，或者干脆打开袋子确认是哪种水果，并记住它的味道。

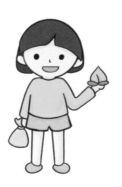

 活动延伸

加大游戏难度，把气味不明显的食物放在不同的袋子里辨别。

游戏 18 按顺序找数字

目标

通过数字训练表，提升孩子的注意力。

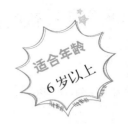

适合年龄
6 岁以上

操作要点

1. 孩子认识数字后，把 1 ~ 9 的数字打乱顺序写在一张纸上。

2. 让孩子快速地从 1 开始找，一直找到 9，反复玩这个游戏。

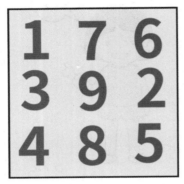

3. 等孩子认识的数字多了以后，依照这个方法，把 30 以内的数字打乱顺序填在一张表里，让孩子从 1 开始找，一直找到 30。

1	30	6	18	8
10	11	16	26	19
24	28	22	7	3
12	20	17	5	29
23	25	4	27	15
14	2	21	13	9

👉 **活动延伸**

等孩子熟悉这个游戏规则后，再增加难度，让孩子边读边指出，每天训练一遍，使注意力水平进一步提升。

游戏 19 词语侦探

目标

训练孩子的注意力，同时提升孩子的听觉力。

适合年龄 7 岁以上

操作要点

1. 家长在一张纸上写下多个词语，然后念给孩子听，如凳子、课桌、电视机、杯子、钢笔等。

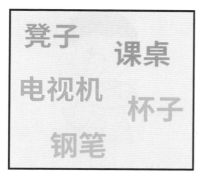

2. 当孩子认真听时，可以告诉他，听到有"机"这个字的词语就举手。

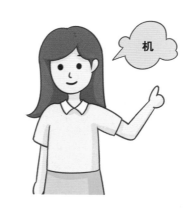

3. 多写几组带有"机"字的词语，当孩子全部做对时，家长要即时给予拥抱奖励。

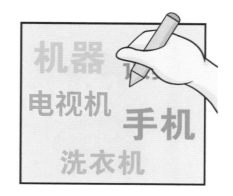

👍 **活动延伸**

增加游戏难度，比如听到"电器"时举右手，听到"学习用品"时举左手。

游戏 20 抓耳、抓鼻

目标

在游戏中训练孩子的听觉能力和注意力。

适合年龄 6 岁以上

操作要点

1. 爸爸与孩子站在妈妈面前，排成一排，妈妈喊口令，爸爸与孩子做动作。

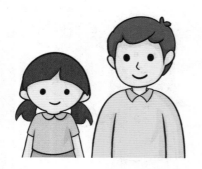

2. 当喊"1、2"时，爸爸双手在胸前按口令节拍击掌 2 次，孩子模仿爸爸的动作。

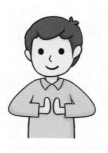

3. 妈妈喊"3"时，爸爸用左手食指与拇指抓住鼻子，右手与左臂交叉用食指与拇指抓住左耳。

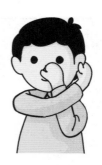

4. 妈妈喊完指令后，检查爸爸和孩子的动作。反应慢或动作不对都算失败。

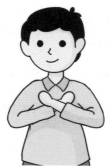

> **活动延伸**
>
> 改变指令，妈妈喊"1、2"，孩子依然按节拍击掌 2 次；而当妈妈再喊"3"时，则换成右手食指与拇指抓住鼻子，左手抓住右耳。

游戏 21 更大、更小

目标

在游戏中锻炼孩子的注意力和理解大小概念。

适合年龄
6~8 岁

操作要点

1. 准备好 1 副扑克牌，取出有大有小的 4 张，列成 2 排。

2. 请孩子通过比较，以最快的速度找出数字最大的那张牌。

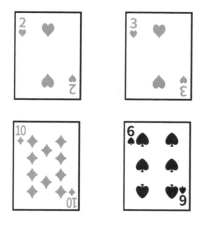

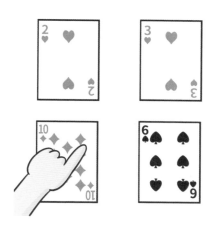

3. 拿走这张数字最大的牌，从 1 叠扑克牌中再抽取 1 张带有数字的牌，补充成 4 张，让孩子再挑。

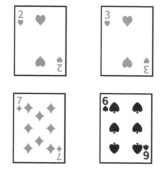

活动延伸

家长可随时变换口令，由找出最大的牌转换为找出最小的牌。然后拿走这张数字最小的牌，再从 1 叠扑克牌中随机抽取 1 张作为补充。

游戏 22 报数过"2"

目标

训练孩子的注意力，以及对数字概念的理解力。

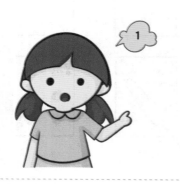

适合年龄 8 岁以上

操作要点

1. 爸爸妈妈和孩子一起玩，从 1 开始数数，凡是遇到数字 2（含 2 的数字），或者 2 的倍数，如 2、4、6、8、10 等就喊一声"过"。

2. 全家人轮流说出：1、过、3、过、5、过、7、过、9、过、11、过、13、过、15……以此类推。

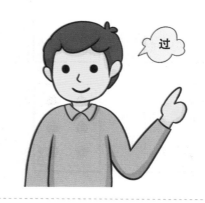

3. 然后接下来的人继续报下一个数字，如果遇到 20 ~ 29，就要一直连着轮流喊"过"。

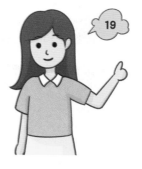

👉 **活动延伸**

2 的倍数对于孩子来说有些难度，需要孩子会计算乘除法。家长可以从简单的开始，含有 2 的喊"过"，比如 2、12、22、32……

吸引孩子的注意力

基本原理：增强孩子的参与性、激发游戏的兴趣。此外，还可以帮助父母与孩子
　　　　　　互动。

操作要点：1.与孩子面对面；

　　　　　　2.加入孩子的游戏；

　　　　　　3.等待孩子与你沟通（包括目光接触，手势，发出声音、字词，或
　　　　　　　其他有意识的行为）。

记录孩子的进步

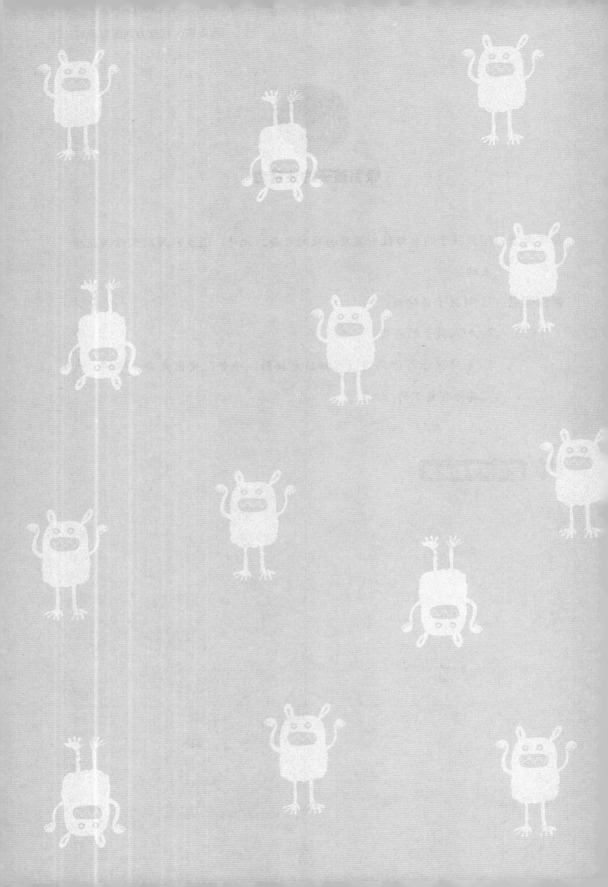

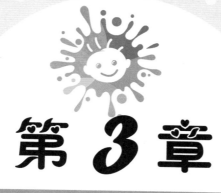

第 3 章

语言训练与游戏

——感受语言的魅力

语言训练的重要性

　　语言交流障碍是孤独症儿童社交障碍的核心问题之一，也是孤独症儿童家长最关注的问题。良好的语言沟通能力可以让孤独症儿童早日融入社会，顺畅表达自己的意愿，并让他们体会到与人沟通交流是一件愉快的事。

　　在孤独症儿童群体中，由于个体差异，有的孩子具备开口说话的能力，但是缺乏交流性。游戏训练对于这类语言能力差的孩子来说，有巨大的推动力。针对孤独症儿童的语言训练除了专业的教学培训机构外，父母也可以在日常生活中以游戏的方式与孩子进行沟通交流。在游戏中激发他们的兴趣，制造愉快的情绪，从而有效提升孩子的语言能力，培养他们敢于表达的意愿和能力。

语言训练与游戏

游戏 1 吹羽毛

适合年龄
4～6岁

目标

提升口腔运动知觉，锻炼脸颊与嘴部肌肉。

操作要点

1. 选择 1 张大桌子，划分为 3 个区域。左边用胶带贴上"开始"，右边贴上"结束"。

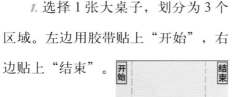

2. 在开始处放一堆羽毛，妈妈和孩子一人准备 1 支吸管。

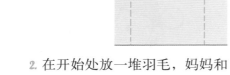

3. 请爸爸做裁判，在宣布游戏开始后，妈妈和孩子分别用吸管吹羽毛。

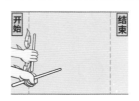

4. 比赛时，要按照羽毛的运动方向随时改变吹气的方向，以确保到达结束区域。

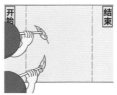

5. 1 分钟后，比赛结束，将羽毛吹到结束区域最多的人获胜。

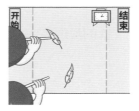

🖐 **活动延伸**

加大难度，利用积木、纸筒等东西设置障碍，想办法吹动羽毛越过障碍物，到达结束区域。

游戏 2 吹泡泡

适合年龄
4～6岁

目标

训练孩子对口部气流的运用能力。

操作要点

1. 家长可以拿泡泡器先吹出一些泡泡，位置尽量低一些，让孩子蹲下用手去抓空中的泡泡。

2. 几个回合后，可以再将泡泡吹得位置高一些，让孩子跳起来抓空中的泡泡。

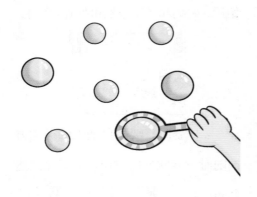

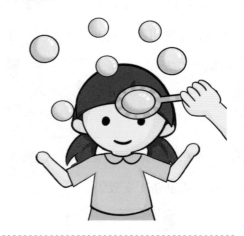

3. 家长也可以和孩子一起吹泡泡，比赛看谁吹得高、吹的泡泡多。

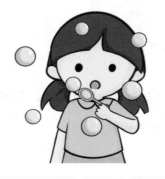

👉 **活动延伸**

对于不会吹泡泡的孩子，家长可以先做示范，尤其是嘴型的示范，慢慢教孩子学会运用口部气流。

游戏3 认识自己的身体

适合年龄
4～7岁

目标

利用儿歌游戏配上适当的动作，帮助孩子认识自己的身体，并说出来。

操作要点

1. 在孩子面前反复播放有关讲解身体部位的儿歌，比如《我的身体》。

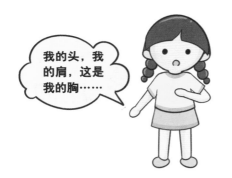

我的头，我的肩，这是我的胸……

2. 父母和孩子一起哼唱，熟悉旋律和歌词，可以先是一小段歌曲。

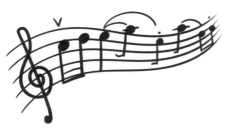

3. 等孩子完全熟悉歌曲后，再带着他一边唱一边做动作，继续等他慢慢熟悉。

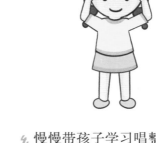

4. 慢慢带孩子学习唱整首歌，同时认识自己的身体部位：头、眼睛、鼻子、耳朵、嘴巴等，并让他通过自己的语言说出来。

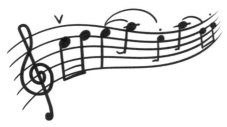

 活动延伸

除了自己的身体，还可以学习有关天气、小动物、人物的儿歌，增加词汇量。

游戏 4 我们来唱歌

适合年龄 4～7岁

目标

培养孩子对音乐的兴趣，同时增强听觉能力。

操作要点

1. 妈妈先给孩子读一本有关小鸭子的绘本，让孩子对小鸭子有一定的了解。

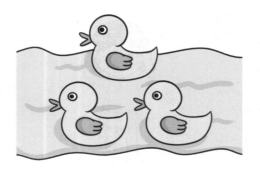

2. 妈妈把《数鸭子》的儿歌放给孩子听。

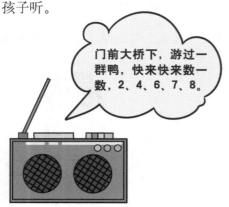

> 门前大桥下，游过一群鸭，快来快来数一数，2、4、6、7、8。

3. 等孩子对这首儿歌感兴趣后，妈妈可以一句一句教给他，等他都会唱了再连起来。

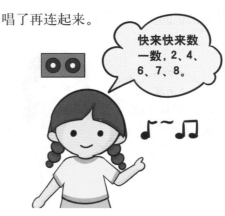

> 快来快来数一数，2、4、6、7、8。

4. 每次孩子唱到数字"2、4、6、7、8"的时候，妈妈可以教他配合手势，做出相应动作。

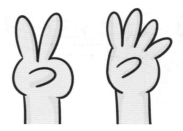

活动延伸

唱儿歌的时候，可以引导孩子和妈妈一起用手拍打节奏。

游戏 5　儿歌互动

目标

用活泼、夸张的表现形式刺激孩子持续深呼吸，使肺部得到锻炼，以达到发声训练的目的。

操作要点

1. 让孩子坐在大人的腿上或躺在床上，全身放松。

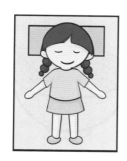

2. 用挠痒痒的方式吸引孩子的注意力，调动积极性。和孩子目光相交时，可以唱儿歌给他听。

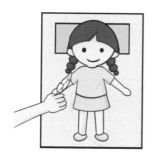

3. 比如，可以和孩子一起唱："小老鼠，上灯台，偷油吃，下不来，叽里咕噜滚下来。"让孩子在和谐愉快的氛围中感受快乐。

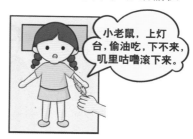

小老鼠，上灯台，偷油吃，下不来，叽里咕噜滚下来。

4. 通过儿歌互动，可以增进孩子与家人的情感交流，提高孩子玩游戏的兴趣，从而达到让孩子发声训练的目的。

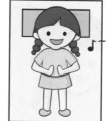

👉 **活动延伸**

无论是逗笑、挠痒痒还是吹气的方式，只要可以深度锻炼孩子的肺活量，让他更顺畅地呼吸就算达到了训练的目的。

游戏6 "我要······"

目标

让孩子学会等待，练习用简单的语言提要求。

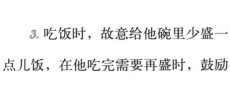

适合年龄
5岁以上

操作要点

1. 全家人围坐在餐桌前进餐，每人面前放一个杯子，里面倒入不同的饮料，大家按顺序选择自己要喝的饮料。锻炼孩子用语言来表达自己的意愿。

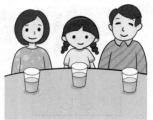

2. 如果孩子用手指但不讲话，家长就不要给，引导他用语言表达后再去满足。

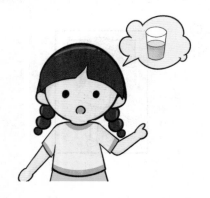

3. 吃饭时，故意给他碗里少盛一点儿饭，在他吃完需要再盛时，鼓励他说出来，再去满足。

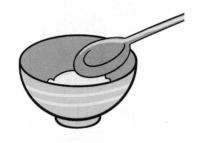

4. 在孩子最需要帮助时，比如进餐时只给他碗，不给勺子，等待他说出要勺子；喝矿泉水时，故意不给他打开，等待他说打开。

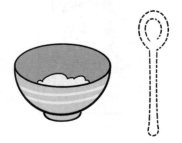

👉 **活动延伸**

除了和家人交流外，还可以让孩子试着和陌生人交流，提出要求。

游戏 7　打电话

目标

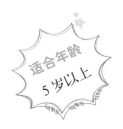
适合年龄 5 岁以上

对话练习，主动表达并与大人交谈，学说完整的句子。

操作要点

1. 和孩子一起制作一台纸电话。

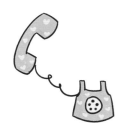

2. 爸爸和妈妈模拟一次打电话的场景，让孩子观察。可以让妈妈假设自己是一个叫小明的孩子，接到爸爸的电话会进行什么样的对话。

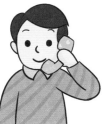

3. 这时让孩子参与游戏接电话，假装自己就是小明，接到爸爸电话时应该说什么呢？

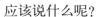
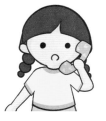

4. 妈妈可以在一旁引导孩子完成这段对话："爸爸，我是小明，您找我有什么事吗？"

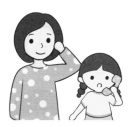

5. 孩子在实践的过程中学习一问一答，练习使用简单的句子。

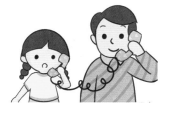

👉 **活动延伸**

让孩子打电话给妈妈，尝试描述一件在幼儿园发生的新鲜事，把时间、地点、人物都交代清楚。

游戏 8 小圆形真会变

目标

促进孩子语言内化，认识物体的形状。

适合年龄 5～8岁

操作要点

1. 父母在家给孩子播放儿歌《小圆形真会变》："小圆形真会变，变个太阳红艳艳，变个月亮挂天边，变个气球飞上天，变个西瓜大又甜。"

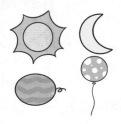

2. 然后和孩子一边唱，一边做动作：假装抱着大西瓜，手指着天上的月亮。

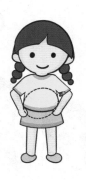

3. 认识圆形后，寻找家里的圆形物品，可以是玩具、家具、食物等。

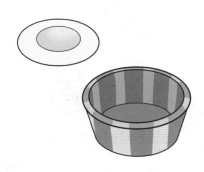

4. 引导孩子拿起画笔，画出圆形，并说："这是圆形。"

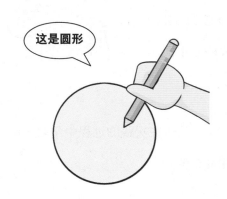

这是圆形

🖐 **活动延伸**

认识了圆形的物品后，可以学习四边形、三角形，并在生活中寻找相同形状的物品。

游戏 9　我是小司机

目标

这个游戏适合有一定语言基础的孩子，可以帮助孩子将动作和语言结合起来，在情景中提升语言能力。

操作要点

1. 用小凳子当车，让孩子当司机，骑在小凳子上。

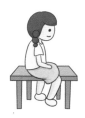

2. 由爸爸妈妈拉着往前走，可以假设一些场景，比如可以问："现在到哪里了？"等待孩子回答。

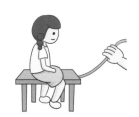

3. 还可以提出更多问题，比如："前面是红灯吗？""今天哪条路比较堵？"

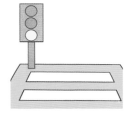

4. 如果孩子回答的时候有些困难，爸爸妈妈就可以换成选择疑问句的形式："左边的道路比较堵，还是右边的道路比较堵呢？"

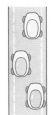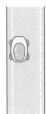

5. 慢慢让孩子适应游戏，学会用假设的方式思考、交流。

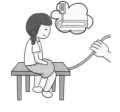

👍 **活动延伸**

如果孩子配合得好，可加大难度，由爸爸扮演另一个司机，给孩子设定一个车辆剐蹭的小情节，然后和他一起简单地分析事故原因，总结交通安全须知。

游戏 10 发音训练

目标

通过观察别人的口型来模仿学习。

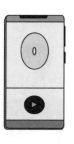

适合年龄
6岁以上

操作要点

1. 父母有意识地在孩子面前放慢说话速度，让孩子注意观察说话的口型。

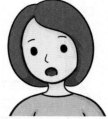

3. 还可以将发音标准的语音录下来，让孩子反复听，形成语感。

2. 鼓励孩子模仿口型，并且及时给予表扬。

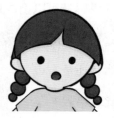

4. 也可以录下孩子模仿的声音，做成音频，放给孩子听，让他做比较。他听到自己的声音会感到很兴奋。

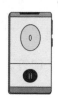

5. 在反复的比较中，孩子就可以找到自己的发音问题，并进行纠正。

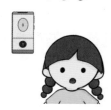

👉 **活动延伸**

除了观察口型和多听录音外，还可以让孩子学一些简单的绕口令，锻炼舌头的灵活性。

游戏 11 看图说字

目标

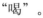

以生活情景和生活常识为内容，让孩子在生活中加深对语言的理解。

操作要点

1. 在吃饭时，边吃边说："吃"；在喝水时，举着水杯，边喝边说："喝"。

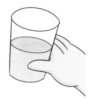

2. 当孩子理解了上述简单的指令后，如果需求得不到满足，就会激发他响应家长的动作。

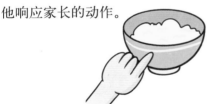

3. 将已掌握的内容过渡到对图片的理解，比如拿一沓图片问孩子："哪张是可以吃的东西？"

4. 让他模仿"吃"的口型及动作，并记住这个字的发音。

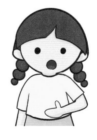

5. 孩子记住吃、喝、睡这些简单常见的发音指令，可以拿一些经常出现的物品的图片对孩子进行训练。

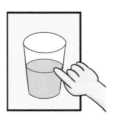

 活动延伸

拿出画有水果的图片，问问孩子分别是什么味道？喜不喜欢吃呢？

游戏 12 单词训练

目标

通过听觉、视觉和触觉认识物品，增加词汇量。

操作要点

1. 给孩子一样东西，比如一个小闹钟。让他玩一会儿闹钟，先熟悉闹钟的外观。

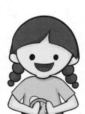

3. 孩子一开始可能会出现发音不准确的情况，家长千万不要操之过急。

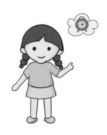

2. 在孩子触摸和玩闹钟的时候，妈妈可在一旁说："闹钟"，引导孩子也跟着读 "nàozhōng"。

4. 用这样的方式继续辨认其他常见的生活用品，如电视机、桌子、椅子、暖气等。

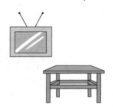

5. 只要孩子说对了，就一定要给予食物或口头上的强化奖励。

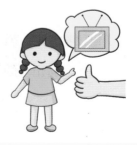

👉 **活动延伸**

除了用实物练习，父母也可以用相应的图片让孩子试着辨认。

游戏 13 选择物品

目标

利用场景的转换培养孩子的语言思维。

操作要点

1. 每次出门前，家长可拿出 3 样物品，让孩子选择外出需要哪一样物品。

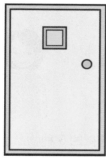

2. 3 样物品可以是 1 条毛毯、1 只枕头和 1 双鞋。

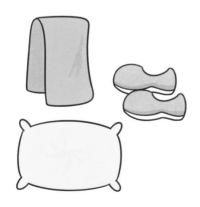

3. 让孩子根据外出的场所挑出所需物品，并说出这个物品的名称。

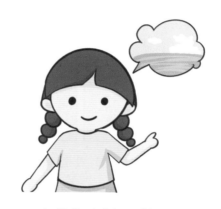

4. 如果孩子选择了鞋子，说明他已经将物品与外出建立了正确联系，同时也锻炼了语言沟通能力。

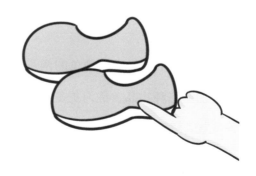

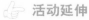 **活动延伸**

训练孩子在不同场景下进行沟通，提高孩子的认知水平及语言表达能力。

游戏 14 选择回答

适合年龄
6岁以上

目标

通过游戏的方式让孩子练习造句，并理解事物之间的内在联系。

操作要点

1. 把爸爸、妈妈和孩子的照片背过来放在一起，由孩子随意抽取 1 张。

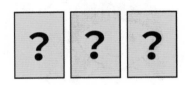

2. 同时把 1 本书、1 把梳子和 1 个球放在一起让孩子随意选择。

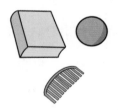

3. 引导孩子用抽到的人物照片和选择的物品造句。比如：爸爸看书、妈妈梳头、孩子玩球。

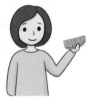

4. 选择的 3 种物品之间无任何联系，只是让孩子从不同方面进行选择，以不断扩充孩子的知识面并提高孩子的语言组合能力。

5. 当孩子已经掌握简单的两步式造句后，可以试着增加第三种物品，练习更复杂一些的句子。比如：爸爸拿着铅笔在书上乱画。

👆 **活动延伸**

增加游戏难度，多选择一些人物，或者一次性抽取 2 个人物，形成简短的对话式造句。

游戏 15 方位词

目标

通过游戏来认识方位，分辨物体所在的位置。

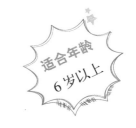
适合年龄
6 岁以上

操作要点

1. 父母把孩子的玩具放在桌上，对孩子说"上"，同时用手指向上方。

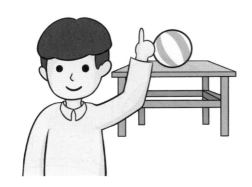

2. 把玩具换个位置，放在桌子下面，并对孩子说"下"，同时用手指向下方。

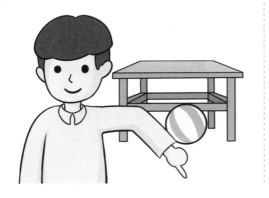

3. 认识"上、下"之后，继续学习"左、右、前、后"等方位词。

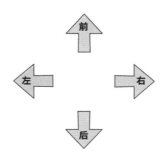

4. 看到家里的鞋子放在地上，爸爸的书摆在书架上，宝宝的玩具放在盒子里等，都可以随时用手指着这些东西询问孩子位置。

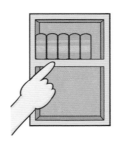

活动延伸

认识方位后可以移动玩具，并引导孩子描述位置的转换。

游戏 16 过家家

目标

适合年龄
6 岁以上

让孩子在游戏中进行角色转换，激发他们的语言表达欲望。

操作要点

1. 一家人进行角色分工，爸爸妈妈扮演孩子，孩子扮演妈妈。假设一个场景，比如由"妈妈"照顾两个"宝宝"的日常起居。

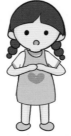

2. "宝宝"们可以故意制造一些突发事件让"妈妈"来处理。比如：故意把水瓶打翻，要求"妈妈"收拾打扫。

3. 缠着"妈妈"讲故事、读绘本，锻炼"妈妈"的耐心和表达能力。

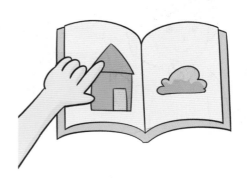

4. 要求"妈妈"带领"宝宝"们学习，让孩子变成小老师。

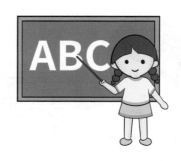

> **活动延伸**
>
> 此外，还可以让孩子充当医生、售票员等不同的角色，培养孩子的兴趣，锻炼孩子的表达能力，让孩子主动寻求帮助，不断丰富语言词汇。

游戏 17 回声

适合年龄
6 岁以上

目标

　　教会孩子理解情绪的意义，通过表情理解进行语言训练。

操作要点

　　1. 妈妈用开心的表情和语气说："我今天好开心呀！"让孩子去模仿。

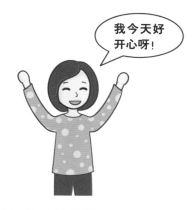

　　我今天好开心呀！

　　2. 这时孩子模仿的内容不重要，说话时的神情和语气才是重点。

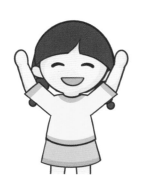

　　3. 妈妈皱着眉头，用很小的声音说："我生气啦！"同时马上让孩子模仿。

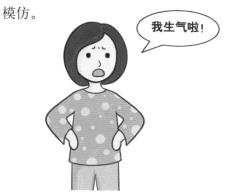

　　我生气啦！

　　4. 如果孩子已经掌握了游戏的技能，不妨互换角色。孩子来表演，让妈妈来模仿，看谁的表现更逼真。

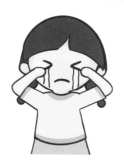

　　活动延伸

　　回声游戏不仅可以模仿声音、表情，还可以模仿肢体动作。

游戏 18 **传球**

目标

训练孩子的听觉能力、指令动作以及语言表达能力。

操作要点

1. 几个小朋友围成圈，先将皮球逐个依序向右传。每当球传给谁，谁就主动报出自己的姓名，直至传回第一个小朋友。

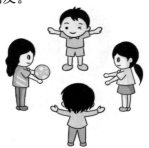

2. 将球继续向右传，传球者叫出右边接球者姓名，也可以转变思路向左传球。

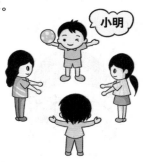

小明

3. 拿到球后，随意将球传给自己认识的小朋友，传球时要叫对方的名字。

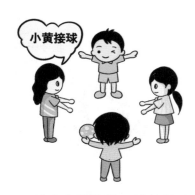

小黄接球

4. 彼此交换位置，继续游戏，也可以边唱歌边做传球动作。

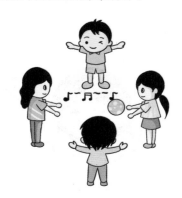

活动延伸

若没有皮球，可以换成花朵、毛绒玩具。在玩的过程中可以加入音乐、动作，多方位地训练孩子。

游戏 19　猜猜我是谁

目标

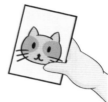

适合年龄
6 岁以上

让孩子爱上小动物，并且可以表达出自己的喜爱之情。

操作要点

1. 父母拿出几种常见的小动物卡片，先给孩子讲一讲每种小动物的生活习性。

2. 让孩子随便抽出一张卡片，然后说出小动物的名字。

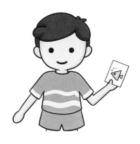

3. 父母鼓励孩子模仿小动物的动作和叫声。

4. 父母进行示范表演，比如："大家好，我是小猫咪。我的本领是捉老鼠，我最喜欢吃的食物是鱼。当有人接近我的时候，我会发出'喵喵'的叫声。"

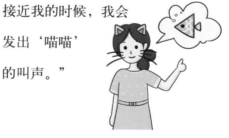

5. 引导孩子跟着父母一起表演，并在一旁进行提示；不要嘲笑孩子；多帮他了解小动物的生活习性。

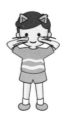

 活动延伸

让孩子大胆地表达自己的喜好，可以试着说："我很喜欢它！"

游戏 20 南瓜　南瓜

适合年龄
6~8岁

目标

身体的移动可以刺激前庭系统，增强孩子的忍耐力，提高语言理解力。

操作要点

1. 父母面对镜子站立，把孩子拉到身前，和孩子面对面。

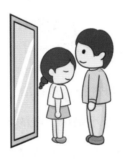

2. 温柔而有节奏地揉揉孩子的头或背，嘴里唱儿歌："南瓜、南瓜，圆又肥，转过身来变成灯，这就是可爱的南瓜灯。"

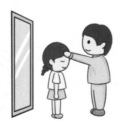

3. 一边唱一边扶着孩子的后背轻轻把他转过去，面向镜子。

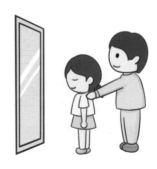

4. 父母对着镜子做鬼脸，让孩子跟着学。从哭到笑，越夸张越有意思。

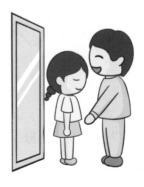

活动延伸

角色转换，让孩子说出情绪，父母做出相应的表情。也可以离开镜子，在朋友和家人面前扮鬼脸。

游戏 21 | 我的名字

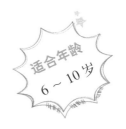
适合年龄
6～10岁

目标

以游戏的形式介绍自己。

操作要点

1. 这种游戏可以选择在晚饭后，全家进行点名活动，为孩子营造熟悉的家庭氛围。

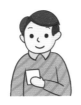

2. 爷爷、奶奶、爸爸、妈妈和孩子围成一圈，分别坐在自己的椅子上，开始播放短音乐。

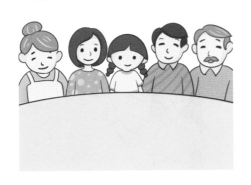

3. 大家在音乐响起后开始传球，同时自报姓名，引导孩子加深对家庭成员的认识和了解。

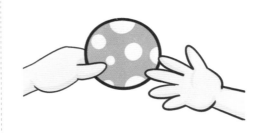

4. 音乐停止时，手里拿球的人要站起来认真介绍自己。

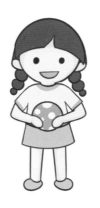

👉 **活动延伸**

除了在家里玩，小朋友之间也可以玩这类游戏，从而引导孩子互相沟通，通过自我介绍，实现互相接纳、建立友谊。

游戏 22 音乐宝座

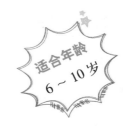
适合年龄
6～10岁

目标

训练孩子理解日常指令。

操作要点

1. 准备 2 把椅子，分别贴上妈妈和孩子的照片，让孩子通过辨认自己的照片来识别自己的座位。

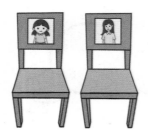

2. 音乐响起时，妈妈示范围绕椅子慢慢走动；当音乐停止时，爸爸发出指令："妈妈坐下。"然后继续播放音乐，爸爸再次发出指令："孩子坐下。"

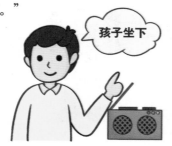

孩子坐下

3. 若孩子对指令没有反应，爸爸可重复指令；妈妈可以协助孩子坐到椅子上，指示孩子听从指令坐下。

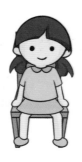

4. 若孩子能听从指令坐下来，妈妈立即给予口头赞赏，并描述孩子的动作，"对了，坐下来了"，以强化指令的内容。

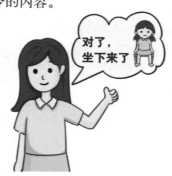

对了，坐下来了

👆 **活动延伸**

改变指令的动作，如要求孩子在音乐停止时听从指令"拍手"。

示范与扩展语言

基本原理：让孩子理解自己的行为富有意义，并可以引起别人的回应，同时加强
了孩子对语言的理解。

操作要点：1. 为孩子的行为赋予意义；

2. 调节语速，简化语言，强调重要的字词并多加重复；

3. 增加对话情景，并在情景中增加短语、手势。

记录孩子的进步

第 4 章

模仿训练与游戏

——跟我学，模仿他人

模仿能力的重要性

"模仿"，顾名思义，是指一个人带有目的性地去重复另一个人的行为，包括全新接触的行为和已经熟悉的行为。当孩子有了模仿能力和模仿意图，才能从他人身上学到自身所不具备的技能。通过模仿，儿童能学到复杂的、有目的的行为。

模仿行为包括身体活动及姿势、面部表情和语言。有些孤独症儿童能掌握身体动作，但未必能模仿出该动作所附带的情感。例如，儿童能在生日派对中和他人一起唱生日快乐歌，但未必能与他人一起表达同一种喜悦。

孤独症儿童在模仿游戏中需要认真观察，不停地做动作；这使他们的肢体得到锻炼，身体平衡性得以加强。尽管他们喜欢单一结构的游戏，但通过鼓励，还是能完成一些有难度的游戏。父母要鼓励他们通过模仿，主动参与新颖的小游戏；父母要从简单到复杂，循序渐进地加以引导。

模仿训练与游戏

游戏 1 **动物模仿秀**

目标

通过游戏让孩子对小动物加深了解。

操作要点

1. 家长拿出一些常见的动物卡片，教孩子认识它们。

2. 可以拿着小猫的卡片，对孩子说："小猫喵喵叫，喵——喵。"

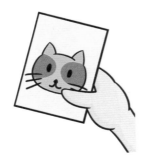

3. 引导孩子看到小猫的卡片也能学猫叫。如果孩子记住了，就换成小鱼、小鸟等其他动物。比如，拿着小鱼的卡片，说"小鱼游啊游"，一边说一边做出游泳的动作。

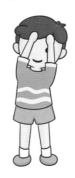

4. 熟练后，妈妈先学猫咪叫，让孩子在卡片中找出这是哪种动物发出的声音。

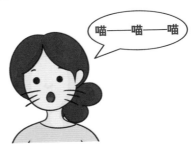

喵——喵——喵

👉 **活动延伸**

鼓励孩子在看到动物的卡片后，做出相应的模仿动作。

游戏 2 **快快来变身**

目标

在游戏中理解 3 个步骤的指令。

操作要点

1. 妈妈和孩子面对面站着，把装有帽子的盒子放在孩子面前。

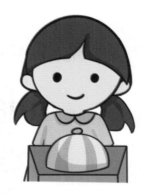

2. 妈妈先向孩子示范指令：先戴帽子，接着转圈，最后坐下。爸爸根据指令示范上述动作。

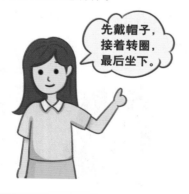

先戴帽子，接着转圈，最后坐下。

3. 让孩子根据示范进行模仿，若过程中遗漏个别步骤，爸爸可重复示范；若孩子对指令没有反应，爸爸可以协助孩子完成全部指令。

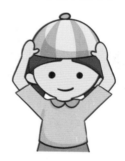

4. 若孩子能正确地跟从指令完成模仿的步骤，妈妈立即赞赏孩子。

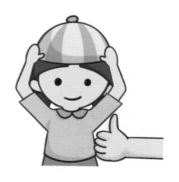

👆 **活动延伸**

在发出指令的过程中，逐次加入新元素以提升孩子对指令内容的理解能力。例如：戴上红色的帽子，接着转 3 圈，最后坐在蓝色垫子上。

游戏 3 钓鱼

目标

帮助孩子理解数字概念，训练观察力和模仿能力。

操作要点

1. 爸爸先给孩子准备好 1 套小猫钓鱼的玩具，陪孩子一起玩。

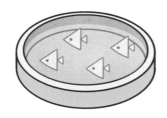

2. 在游戏的过程中，爸爸可以问孩子："你来模仿爸爸的动作，看看能钓多少鱼？"

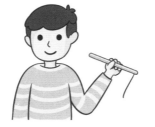

3. 爸爸拿起钓竿开始钓鱼。当成功钓到 1 条时，爸爸就问："钓到几条啊？"孩子会回答 1 条。

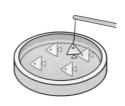

4. 让孩子开始模仿爸爸的动作，尝试钓鱼。再钓到 1 条鱼时，爸爸可以问孩子："1 条鱼再加上 1 条鱼是几条？现在你有几条鱼了？"

5. 当钓到第 3 条时，继续用同样的方式引导孩子，并教孩子简单的数学算式。

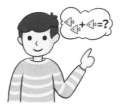

活动延伸

用钓鱼游戏学习简单的加法后，可以学习简单的减法，假设小鱼逃跑了 1 条，还有几条鱼呢？

游戏 4 金鸡独立

目标

通过游戏培养孩子的平衡能力和模仿能力。

操作要点

1. 爸爸妈妈和孩子一起看成语"金鸡独立"的动作要领和图片，爸爸一边看一边模仿动作，增加游戏的趣味性。

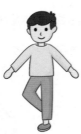

2. 爸爸教给妈妈金鸡独立的动作，激发孩子的学习欲望。

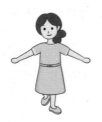

3. 鼓励孩子主动学习，爸爸传授动作要领。两个人面对面站好，并牵着对方的手。

4. 爸爸拉着孩子的双手，让孩子试着单脚站立。

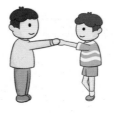

5. 爸爸缓缓松开孩子的一只手，让他保持单脚站立的姿势。

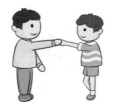

6. 再放开另一只手，反复多次练习，直到孩子独立站稳为止。

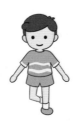

👉 **活动延伸**

孩子学会后，可以一边单脚站立，一边试着张开双臂，保持平衡。

游戏 5　开汽车

目标

模拟开汽车的小游戏，初步了解交通规则。

适合年龄
5 岁以上

操作要点

1. 爸爸妈妈在孩子面前示范开汽车的情景：当红灯亮时，爸爸和妈妈的汽车停下来等待；当绿灯亮时，爸爸和妈妈的汽车开始行驶。

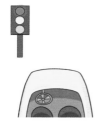

2. 妈妈可以启发孩子："汽车在什么时候行驶，什么时候停止呢？"在孩子面前夸张地做动作，直到孩子发现："红灯的时候，汽车停止；绿灯的时候，汽车行驶。"

3. 让孩子模仿爸爸和妈妈，开着自己的小汽车行驶。

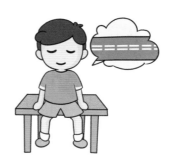

4. 全家人一边做游戏，一边唱儿歌："叭、叭、叭，汽车开来了，看见红灯不能走，看见绿灯快快走。"

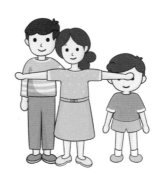

👉 **活动延伸**

多给孩子看一些常见的交通标志图片，借游戏的机会讲解交通常识和安全知识。

游戏6 **动作模仿**

目标

增加孩子的模仿能力和记忆力。

适合年龄 5岁以上

操作要点

1. 父母与孩子面对面站好，保证孩子的注意力在父母身上。

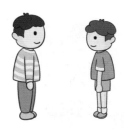

2. 父母做一个动作，比如跺脚，让孩子重复。

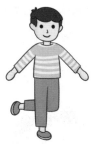

3. 孩子做对后，父母在第一个动作上增加下一个动作，比如跺脚后立正。

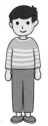

4. 孩子需要按顺序模仿这两个动作，如果出错，就从第一个动作重新学。

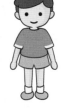

5. 孩子可以和父母互换角色，孩子做动作，父母模仿。

👉 **活动延伸**

父母做向右转的动作，但要求孩子模仿时必须是相反的方向，比如父母举起左手，孩子就要举起右手。

游戏 7 猫步

目标

在游戏中体验成功的快乐，提高身体动作的协调性。

操作要点

1. 妈妈给孩子示范用头顶着一本书走路。

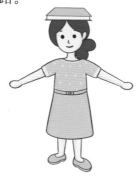

3. 加大游戏难度，妈妈在地上放一根笔直的绳子，示范顶着书沿着绳子往前走直线。

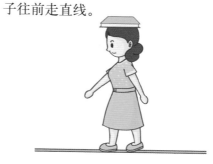

2. 让孩子模仿妈妈，用头顶着书练习，反复训练后就可以掌握。

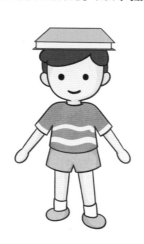

4. 孩子继续模仿妈妈的动作，一步接着一步慢慢向前走，走路的时候两只脚要脚尖挨着脚后跟，不能用手扶书，更不能让书掉下来。

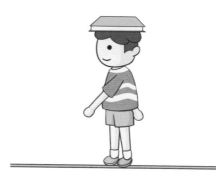

👉 活动延伸

在前进的线路上增加一些障碍物，以此来增加游戏的难度。

游戏 8 学动物走路

适合年龄
5～8岁

目标

让孩子对各种常见的小动物有所了解，提升观察力和模仿能力。

操作要点

1. 妈妈和孩子一起看有关动物的绘本，通过读书了解鸭子、螃蟹、青蛙、袋鼠、兔子等一类比较常见的动物。

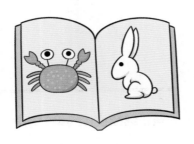

2. 妈妈一边看，一边给孩子模仿小动物的走路姿势。

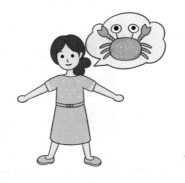

3. 鼓励孩子模仿妈妈的动作，抓住动作特点。在模仿的同时，妈妈可以跟孩子探讨小动物的叫声。

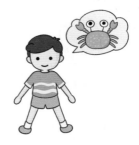

4. 比如，妈妈可以带领孩子模仿小鸭子一摇一摆地走路，同时教孩子发出小鸭子"嘎嘎"的叫声。

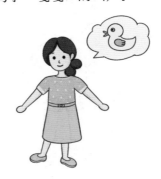

👆 **活动延伸**

加大游戏难度，让孩子模仿一种动物的走路姿势，爸爸妈妈来猜是什么。

游戏 9 谁会飞

目标

巩固孩子对动物的基本认知，提高模仿能力。

操作要点

1. 全家每人一把椅子围坐在一起，妈妈说一种动物的名字，比如"蝴蝶"，大家一起判断蝴蝶会不会飞；如果会飞，就一起站起来模仿蝴蝶飞的动作。

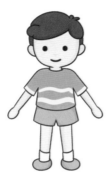

2. 妈妈可以继续说"蝴蝶飞飞，飞得高"，然后带着孩子踮起脚尖；妈妈说"蝴蝶飞飞，飞得低"，同时引导孩子弯下身体。

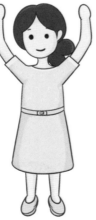

3. 妈妈在教孩子"飞"的过程中拿走部分椅子，然后说："蝴蝶飞飞，飞回家。"孩子就"飞"回到剩下的椅子上。

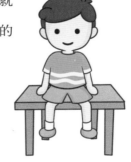

4. 熟悉游戏规则后，让孩子来判断某种动物会不会飞。如果会飞，就离开座位，模仿这种动物飞的动作；如果是不会飞的动物，就坐着不动。

👉 **活动延伸**

妈妈可以继续说出其他动物的名字，请孩子判断是否会飞，比如蜘蛛、小猫、蜻蜓等。

游戏 10 盒子变变变

目标

让孩子学会开发玩具的不同玩法，培养模仿能力和创造力。

操作要点

1. 家长在孩子面前放慢速度地折出一个小纸盒，激发孩子的兴趣。

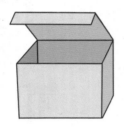

2. 引导孩子模仿家长的步骤，也折出几个大小不一的纸盒。

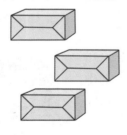

3. 让孩子将纸盒按照从小到大的顺序排列好，数一数一共有几个。

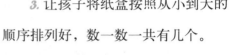
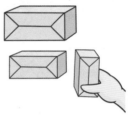

4. 把纸盒一个一个地叠罗汉，看谁垒得最高。

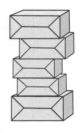

5. 和孩子聊一聊，纸盒还有什么用途，比如纸盒可以做个小垃圾桶、做一个文具盒或者收纳箱。

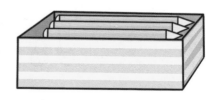

👆 **活动延伸**

除了纸盒，还可以使用用过的一次性杯子来制作手工，循环利用。

游戏 11　有趣的手影

目标

提升孩子的模仿能力和创造力。

适合年龄
6 岁以上

操作要点

1. 父母关掉家里的灯，让孩子拿着手电筒，爸爸给孩子展示一个简单的手影。

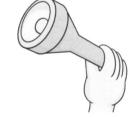

2. 爸爸开始说："宝贝，你看好我的手，爸爸要变魔术啦！小手小手变变变，变出一只小狗！"

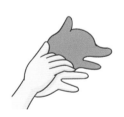

3. 如果孩子很感兴趣，爸爸继续说："看到小狗了吗？爸爸来教你怎么变。"然后手把手教孩子做手影。

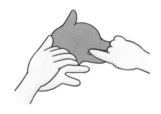

4. 等孩子已经可以模仿爸爸做小狗手影后，父母再和孩子一起尝试其他的手影。

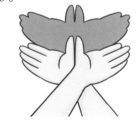

5. 手影移动的时候，可以和孩子一起试着给手影配音。

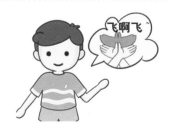

飞啊飞

 活动延伸

除了手影游戏，还可以和孩子玩踩影子的游戏。

游戏 12 我最像

目标

通过游戏，让孩子利用身体摆出多种造型，增强柔韧性。

操作要点

1. 利用节假日，和孩子去雕塑公园玩一玩，在自己喜欢的人物雕塑前拍照。

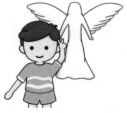

2. 回家后，挑选出几张最喜欢的照片放在一起，开始随机抽取。

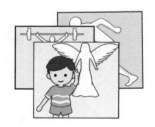

3. 抽到一张，就要按照照片中的雕塑造型进行模仿，并且保持姿势5秒钟。

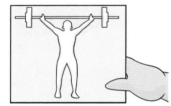

4. 父母和孩子相互模仿对方喜欢的雕塑照片，看谁模仿得最像。

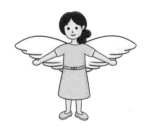

5. 父母可以选择其中一两个比较有代表性的雕塑，给孩子讲讲其背后的故事。

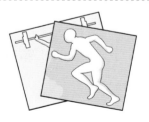

👉 **活动延伸**

一家人可以同时模仿同一个雕塑，看谁坚持的时间最久。

游戏 13 木头人

目标

通过游戏培养孩子的创造能力和反应速度。

操作要点

1. 和孩子玩"木头人"游戏。

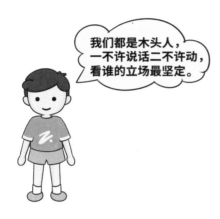

2. 妈妈站在孩子前面，爸爸在孩子后面，妈妈带领孩子转圈走动。

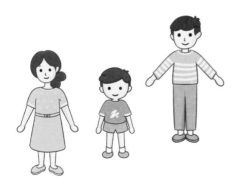

3. 顺时针一边走一边拍手唱《木头人》儿歌。

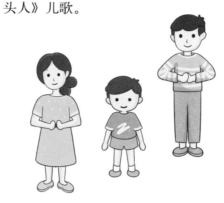

4. 当大家唱到最后一个字的时候，妈妈做出一个"小猫喵喵叫"的动作，孩子和爸爸马上模仿，并且停下脚步。

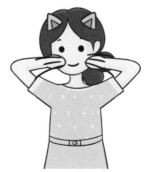

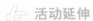 活动延伸

邀请更多的人来一起玩游戏，增加游戏的乐趣。

游戏 14 易拉罐小游戏

目标

增强孩子的腿部肌肉力量，提高观察力。

适合年龄 **6岁以上**

操作要点

1. 把易拉罐在地板上随意放倒，旁边放一个小垫子。

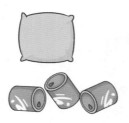

2. 爸爸在孩子面前进行示范，先坐在垫子上，双手扶地，用双脚把放倒的易拉罐夹起来立在地上。

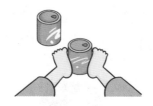

3. 让孩子模仿爸爸的动作，臀部用力，双脚悬空夹住易拉罐。

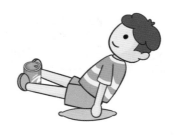

4. 在游戏中，保证孩子不用手触碰易拉罐，完全借助腿部力量。

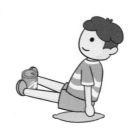

5. 掌握游戏的技巧后，可让孩子不光夹起易拉罐，还能用脚把易拉罐摆成平行的两排。

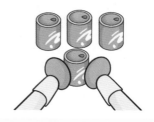

👆 **活动延伸**

用易拉罐练习后，可以换成难度较大的气球、网球等，双脚要经过更多的训练才可以驾驭。

游戏 15 托球游戏

目标

通过游戏，让孩子体验成功的快乐。

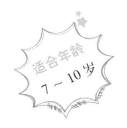
适合年龄 7～10岁

操作要点

1. 家长在孩子面前示范用纸板托住气球，吸引孩子的注意力。

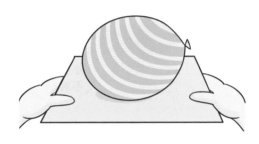

2. 让孩子模仿托球的动作并给予指导，帮助其尽快掌握游戏技巧。

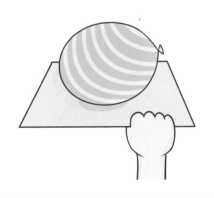

3. 家长要给游戏制订规则：在游戏中，孩子不能用手扶球；要时刻保持纸板的平衡；在托球过程中，如果气球掉在地上，要返回起点重新开始。

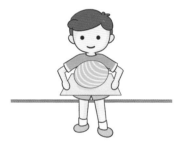

4. 孩子熟练掌握后，可以和父母进行比赛，看谁托球走得最远。

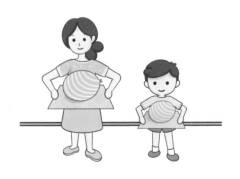

👉 **活动延伸**

如果觉得托气球太简单，可以换成托乒乓球来增加游戏难度；也可以打开电风扇，让空气流通的速度加快，这样就会带来更多的游戏乐趣。

游戏 16 你做，我猜

目标

增强孩子的合作意识。

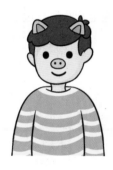

操作要点

1. 妈妈先闭上眼睛不能偷看，爸爸模仿一种动物给孩子看，表情要夸张，动作可以多做几遍。

2. 孩子学会后，让妈妈睁开眼睛观看孩子的模仿，并猜测是什么动物。

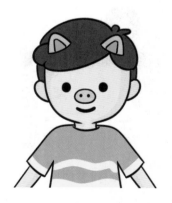

3. 妈妈要反复多猜几次，增加孩子的模仿次数和难度。

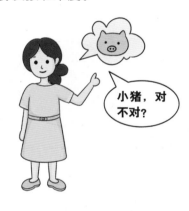

小猪，对不对？

4. 如果猜对了，就换妈妈模仿，孩子来猜。

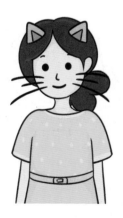

👉 **活动延伸**

三个人可以相互交换角色，增加一些对动物叫声的模仿。

模仿孩子

基本原理：增强孩子的参与度和注意力，互相模仿，增加游戏的趣味性。

操作要点：1. 让孩子选择活动；

　　　　　　2. 与孩子保持面对面；

　　　　　　3. 模仿孩子玩玩具；

　　　　　　4. 注意观察孩子的目光、手势、发音和语言。

记录孩子的进步

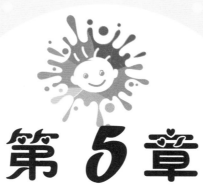

第 5 章

肢体协调训练与游戏

——运动使我快乐

肢体协调的重要性

　　协调能力是身体各器官系统、各运动部位共同完成动作的能力。这个能力主要表现在两方面：一是建立完整动作的能力，二是改造已形成的动作形式的能力。协调能力，对人的整个运动生涯和日常活动有很大帮助，对儿童的成长和发展有着至关重要的作用。

　　掌握动作协调能力需要身体内在、肢体之间在力度、空间和节奏上的配合。部分孤独症儿童操控身体左右两侧的动作协调能力不足，所以动作欠灵活。当要求他们做一些快速重复、左右轮流的动作时，往往显得力不从心。

　　协调能力训练的方法有很多，比如并脚跳、单脚跳、分脚并脚跳、跳绳、往返跑等。协调能力可以从这些游戏中获取。只有把科学系统的方法和周密的计划统一起来，才能让孩子的肢体协调性得到较大提升。

肢体协调训练与游戏

游戏 1 独木桥

适合年龄
4～6岁

目标

增进孩子的平衡力。

操作要点

1. 在小区内寻找一条高台阶路，训练孩子独自行走。

2. 可以先走一半的距离，感受一下。

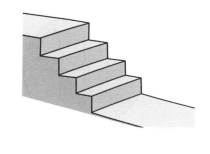

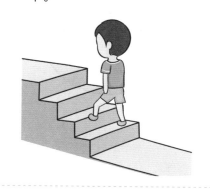

3. 然后单手持物或双手持物走完全程。

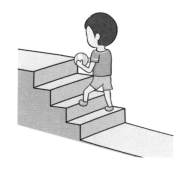

✋ **活动延伸**

若孩子感到害怕，家长可以拉着他的双手或扶住双肩给予安全感。当孩子熟悉后，加大游戏难度，找一条平坦的路，让孩子脚尖挨着脚跟，一步一步地走完全程。

游戏 2 拍球

目标

加强手臂的控制力，发展手眼协调力。

操作要点

1. 家长准备 1 个篮球，然后和孩子一起拍球。

2. 开始时，家长示范给孩子看，动作要慢，要连贯。

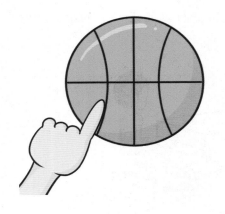

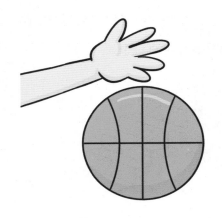

3. 然后让孩子尝试自己连续拍，拍 1 次、拍 2～3 次，依次增加难度。

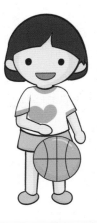

👉 **活动延伸**

家长可以手把手教孩子拍球，球要尽量弹高，便于孩子的手有足够的时间调节。进入状态后，家长拍一下，等球弹起后让孩子去继续拍。

游戏 3 投纸球

目标

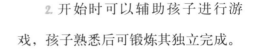

锻炼孩子手的揉捏能力,发展手指的灵活性及对空间距离的判断力。

操作要点

1. 家长将收纳筐放在与自己有一定距离的正前方,先给孩子做示范:拿一张纸,揉、捏、团,做成一个纸球,再将纸球投进收纳筐中。

2. 开始时可以辅助孩子进行游戏,孩子熟悉后可锻炼其独立完成。

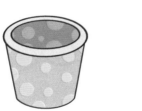

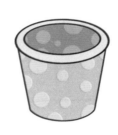

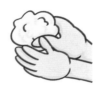

3. 收纳筐与孩子的距离可由近及远,慢慢提升孩子对空间距离的判断力。

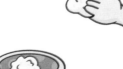

👉 **活动延伸**

游戏重在投的动作上,而不是走到收纳筐前把纸球扔进去。这就需要家长一步步引导,先让孩子站立,再伸手投。

游戏 4 石头剪刀布

适合年龄
4～6岁

目标

训练孩子手部的精细动作能力，提高反应力。

操作要点

1. 家长和孩子脚下分别踩一张报纸。

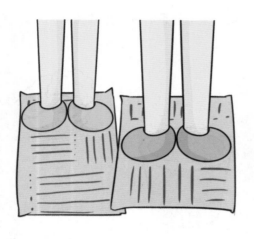

2. 家长先给孩子做出示范：石头剪刀布，谁输了就把报纸对折再站在上面。

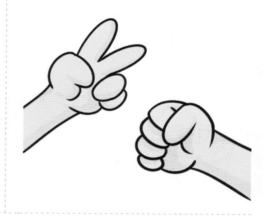

3. 开始游戏时，家长与孩子之间通过"石头剪刀布"决定谁输谁赢，输了的一方将报纸对折再站在上面，直到一方的报纸不能再对折后，停止游戏。

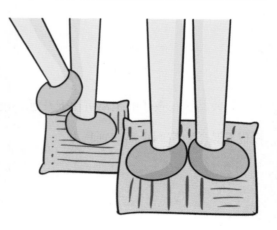

👆 **活动延伸**

游戏中家长可辅助孩子与其他小朋友进行比赛。

游戏 5 玩接球

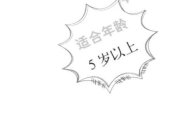

目标

训练孩子的社交能力与手臂的运动能力。

操作要点

1. 妈妈拿起球直接放到孩子手中，观察孩子的反应，看他对球是否感兴趣。

2. 孩子若不排斥，妈妈把球拿过来，再把球伸向孩子，鼓励他伸手来接球。

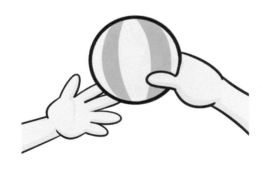

3. 若孩子配合，妈妈与孩子面对面而坐，先把球递给他，再鼓励他把球递回来。

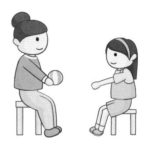

4. 当孩子懂得接球规则后，主动把球给妈妈时，妈妈应该说："谢谢。"

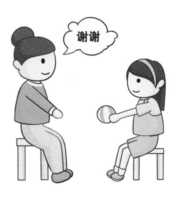

谢谢

👆 **活动延伸**

当孩子开始有主动接、给球的意识后，加大游戏难度，逐渐拉开距离，鼓励孩子用双手往外推球，用单手接球。

游戏6 学倒走

目标

培养孩子的空间概念，提升肢体协调能力。

适合年龄
5岁以上

操作要点

1. 开始时要求孩子随意在地板上倒着走。

2. 孩子熟悉初步的要求后，可以让他在家长的扶持下沿着直线倒着走。

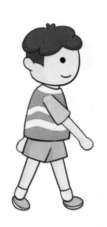

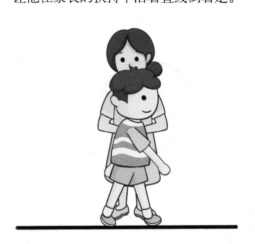

3. 若孩子配合，则要求他独立沿着直线倒着走。

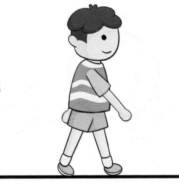

👆 **活动延伸**

当孩子能沿着一条直线倒着走路时，可加大游戏难度，按指令单脚跳，比如上上、下下、左左、右右。

游戏 7 滚球

目标

增强孩子的中心感与平衡力。

操作要点

1. 准备 1 个大的健身球，让孩子俯卧在健身球上。

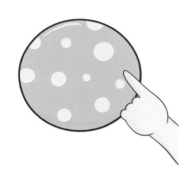

2. 在健身球前方放置 1 个布偶玩具，让孩子双手前后划动。

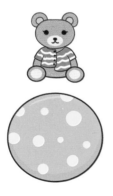

3. 家长用手扶着健身球，帮孩子均匀用力，双腿贴住球，避免球滑离孩子的身体。

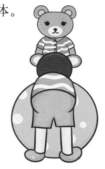

4. 鼓励孩子边划动双手，边向前移动，探身去取玩具。

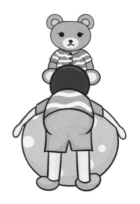

👉 **活动延伸**

当孩子适应后，成功取得玩具，家长要给予奖励。在游戏的氛围中，可以将**健身球**换成滑板车，让孩子尝试趴在上面滑行。

游戏 8 保龄球

目标

发展手眼协调能力。

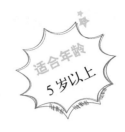

操作要点

1. 模拟玩保龄球的场景游戏，准备 6 个矿泉水瓶和 1 个小皮球，将矿泉水瓶摆成如图所示的 2 排。

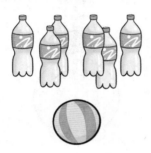

2. 让孩子距离近一些，把手里的球扔出去，以便容易击中矿泉水瓶。

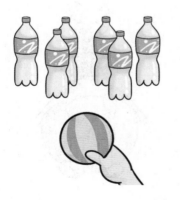

3. 之后再拉远一些距离，让孩子站在 1 米左右的距离拿球去击矿泉水瓶。

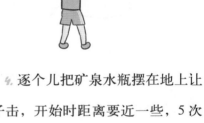

4. 逐个儿把矿泉水瓶摆在地上让孩子击，开始时距离要近一些，5 次击中 3 次即可通过。

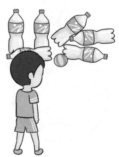

👉 **活动延伸**

开始游戏时给予孩子一些帮助，直到孩子掌握要领。随后提升难度，将矿泉水瓶摆成一排，涂上颜色，给孩子发布指令，击倒指定颜色的矿泉水瓶等。

游戏 9 脚尖站立

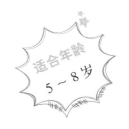

目标

增强腿部运动能力及平衡能力。

操作要点

1. 家长和孩子一起玩踮脚尖游戏。首先，由家长示范给孩子看。

2. 当孩子无法做到时，先让他扶着墙壁或椅背，踮脚尖。

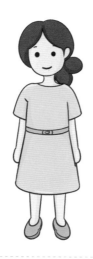

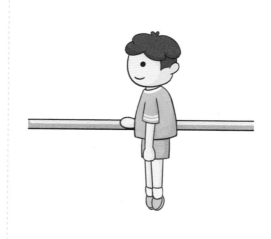

3. 然后让孩子尝试脚跟着地，脚尖翘起，徒手站立。

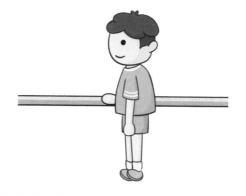

👉 **活动延伸**

当孩子理解了游戏规则后，可以在墙壁上挂 1 个奖励物（位置最好是孩子踮起脚尖能取到的地方），鼓励孩子踮起脚尖去拿取。

游戏 10 **单脚跳**

目标

训练身体的平衡能力及双腿的肌肉控制能力。

适合年龄 5~8岁

操作要点

1. 先让孩子习惯抬起一只脚在空中维持数秒的姿势。

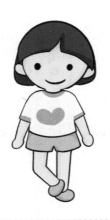

2. 鼓励孩子单脚向前跳跃一步，可以在前方放置他喜欢的玩偶作为奖励物。

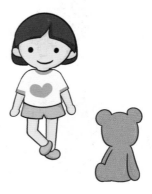

3. 然后鼓励孩子增加跳跃的次数，抬脚向前跳跃 5 步路的距离。

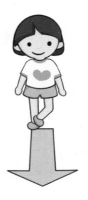

👆 **活动延伸**

家长可以跟孩子一起跳，营造轻松的气氛让孩子消除紧张情绪。当孩子愿意参加游戏后，可以加入"石头剪刀布"的形式，赢的人跳一步，最后看谁跳得更远。

游戏 11 跳数字

目标

增强身体平衡能力及重力感。

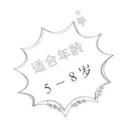

操作要点

1. 在纸板上写上数字 1 ～ 10，然后用不粘胶将其贴在地板上。

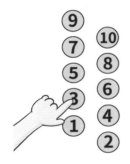

2. 让孩子从一个数字跳到另外一个数字上，以跳到圆形内为合格。

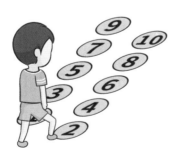

3. 如果孩子年龄小，不大认识数字，可以将数字改为不同颜色，让孩子按照颜色来跳。

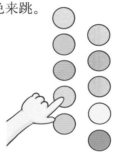

4. 然后多请一些小朋友加入，创造出各种玩法，以最先到达终点为胜。

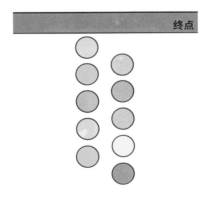

终点

👉 **活动延伸**

如果孩子跳跃技巧不熟练，家长可以握着他的双手或夹着孩子的腋下帮助他跳跃。逐渐熟练后，增加游戏难度，让孩子按指定的数字跳或者按单、双数跳。

游戏 12 照镜子

目标

训练孩子的空间方位知觉。

操作要点

1. 家长和孩子并排站在大镜子前面，照镜子。

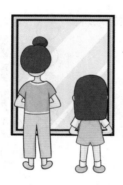

2. 家长做一个动作，让孩子跟着模仿。

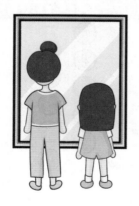

3. 可以是点点头、双手叉腰、前后拍手、左右转动等。

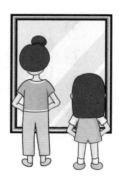

4. 做动作时要慢一些，并多次重复一个动作，这样孩子才能跟上。

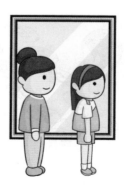

👉 **活动延伸**

当孩子能跟上家长的动作时，可以提升难度。家长边做边说出动作方位，让孩子也边模仿边说出动作方位。

游戏 13 运小球

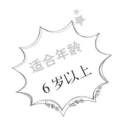
适合年龄
6 岁以上

目标

训练手眼协调能力。

操作要点

1. 准备 1 块硬纸板和几个小球，塑料球、布球或橡胶球均可。

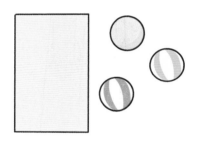

3. 开始时可选用其他非圆形的小物品让孩子运送，并把距离设短一些，方便孩子成功。

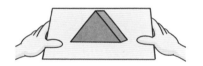

2. 让孩子用硬纸板将小球运到距离 2 米远的大容器中。

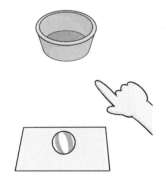

4. 孩子的技巧纯熟后，再尝试用大的塑料球或玩具球给他玩。

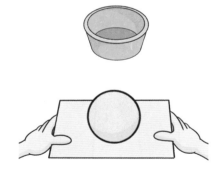

👉 **活动延伸**

当孩子对游戏规则不太熟悉时，家长可以给予手把手地帮助，确保孩子掌握基本的游戏规则。然后将小球换成乒乓球这种又小、表面又光滑的球类，加大游戏难度，同时要求孩子在运球的过程中不能用另一只手去扶。

游戏 14 **滑雪**

目标

促进身体两侧协调与计划动作的能力。

操作要点

1. 做模拟滑雪的游戏，准备两张纸，当作雪橇，让孩子双脚分别踩着前进或后退。

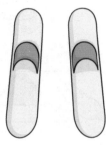

3. 然后用双脚踩纸前进。

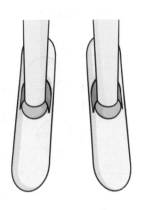

2. 先用一只脚踩纸前进。

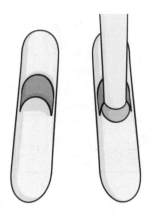

4. 变换形式，赤脚踩纸前进或后退。

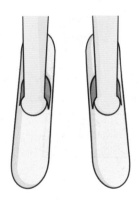

👉 **活动延伸**

在游戏过程中，适当给予搀扶，提醒孩子如何保持身体的平衡和适当的运动。

游戏 15 天气预报

目标

训练孩子肢体大动作的协调能力和反应能力，以及对天气形成一个基本的认知概念。

操作要点

1. 家长首先要向孩子讲明白，"多云拍头，小雨拍肩，中雨拍腿，大雨鼓掌，狂风暴雨跺脚，晴天双臂画个圈，下雪双手由自身的斜上方向斜下方抖动"这样的游戏规则。

> 多云拍头，小雨拍肩，中雨拍腿，大雨鼓掌，狂风暴雨跺脚，晴天双臂画个圈，下雪双手由自身的斜上方向斜下方抖动。

2. 然后带着孩子熟悉各种天气情况，并做出示范，要求孩子模仿动作。

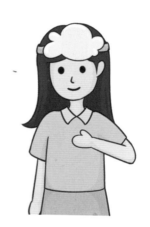

3. 当孩子熟悉游戏后，可由家长说天气，孩子做出相应的动作；或是家长做动作，孩子来说出对应的天气。

阴天

活动延伸

游戏的肢体动作较为复杂，家长可以从简单的开始，比如晴朗是拍头、阴天是拍手，一点一点，需要家长有耐心、有恒心地教给孩子。

游戏 16 **钻呼啦圈**

目标

肢体运动及平衡能力的控制。

操作要点

1. 家长可准备一个呼啦圈，用双手分别握着呼啦圈两边。

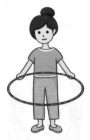

2. 然后把它放在身体前方，弯下腰，一只脚跨入呼啦圈内，接着跨入另外一只脚。

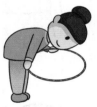

3. 动作可以慢一些，先示范给孩子看。孩子做时，一开始把呼啦圈放低一些，帮孩子握着。

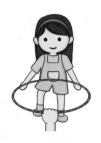

4. 然后稍微调高，让孩子自己拿着呼啦圈，弯下腰，双脚交替跨入呼啦圈内。

5. 孩子完成整个动作后，家长要及时鼓励和表扬孩子。

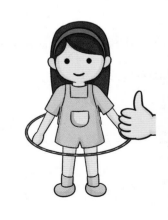

👉 **活动延伸**

当孩子不感兴趣时，多带他玩几次。待到完全投入后，加大难度，当双脚跨入呼啦圈后，将呼啦圈拉到腋下，扭动腰部，转动呼啦圈。

小　结

变换游戏动作

基本原理： 增加孩子游戏的多样性和复杂性，提升身体协调能力。

操作要点： 1. 模仿孩子的动作；

2. 为孩子创造一个参与或沟通的机会；

3. 边玩边给孩子制造障碍，增强他的肢体协调性；

4. 带领孩子做各种肢体动作，促进肢体协调能力。

记录孩子的进步

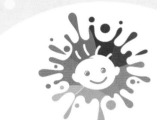

第 6 章

互动训练与游戏

——轮流与互动

互动能力的重要性

　　互动的前提条件是能察觉别人的声音及行为，知道别人的存在。孤独症儿童在这方面能力较弱，所以需要逐步学习及练习关于互动的元素，并在日常生活中发挥互动能力。

　　学习互动的最大优势是可以学会轮流规则。在给予和获得的交替中进行合作能力的培养，这对提升社交和沟通能力来说至关重要。

　　通过利用玩具、社交游戏和日常照顾，可以与孩子建立互动的游戏规则。这些轮流互动的游戏有助于增加孩子的学习机会，让孩子接触到更多的常识；提高孩子的社交互动机制，让孩子有机会参与、了解日常生活的细节。

互动能力训练与游戏

游戏 1　抬"轿子"

目标

增进亲子情感，体验游戏乐趣。

适合年龄 4～6岁

操作要点

1. 爸爸和妈妈先学习用手来搭"轿子"，分别用右手握住左手手腕，然后再用左手抓住对方的右手手腕，抓紧后，"轿子"就做好了。

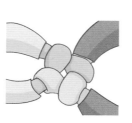

2. 鼓励孩子坐在"轿子"上，让他紧紧扶住爸爸妈妈的肩膀。

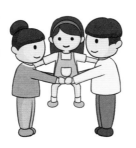

3. 抬"轿子"的时候，爸爸妈妈可以夸张地摇晃双手，让孩子体验摇摆感，刺激前庭神经。

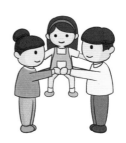

4. 在确保安全的前提下，爸爸妈妈可以架着孩子一起通过小凳子或者上坡、下坡，增加游戏的趣味性。

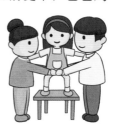

5. 除了使用双手，还可以用被子、毯子替代"轿子"，给孩子不同的体验感受。

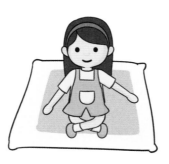

活动延伸

游戏结束后，让孩子讲讲坐"轿子"的感受。

游戏 2 快到碗里来

目标

培养孩子的手眼协调力，增强互动的乐趣。

适合年龄 4～6岁

操作要点

1. 爸爸和孩子一起把各种颜色的塑料珠子混合在一起，放在塑料盆里。

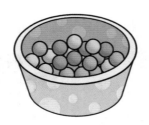

2. 爸爸和孩子每人准备 1 把小勺和 1 个大碗。

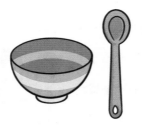

3. 开始游戏后，爸爸和孩子用小勺把塑料盆里的珠子一个一个舀到自己的大碗里。

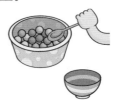

4. 等孩子熟悉游戏的动作要领后，可以加大游戏难度。比如，孩子舀出某种颜色的珠子，爸爸舀出另一种颜色的珠子。

5. 此外，还可以把彩色的大珠子换成比较小的玻璃珠或者形状不规则的红豆来增加游戏难度。

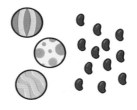

👆 **活动延伸**

等孩子熟悉游戏规则后，可以换成用筷子夹玻璃球。如果孩子出现急躁的情绪，父母要慢慢引导和鼓励。

游戏 3　分辨声音

目标

培养孩子的节奏感，激发对音乐的兴趣。

适合年龄
4～7 岁

操作要点

1. 拿出不锈钢盆、瓦盆、玻璃盆和 1 根筷子，敲打几下，让孩子熟悉发出的不同声音。

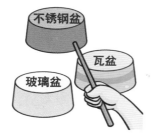

2. 拿起瓦盆和不锈钢盆，让孩子拿着筷子敲打几下。

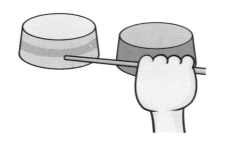

3. 启发孩子进行思考：2 个盆敲出的声音一样吗？

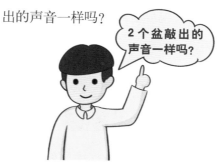

2 个盆敲出的声音一样吗？

4. 随后让孩子敲打玻璃盆，再次让孩子比较 3 种物品敲出的声音是否一样，并记住 3 种声音的不同效果。

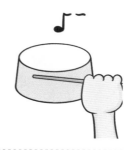

5. 让孩子闭上眼睛，爸爸随意敲打一个盆，请他猜猜刚才敲打的是哪个。

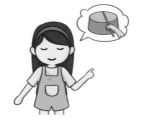

 活动延伸

家长可以鼓励孩子有节奏地敲打玩具或物品。

游戏 4 青蛙跳

目标

锻炼孩子的平衡力和快速反应力。

操作要点

1. 春末夏初的时候，带孩子去有池塘的公园观察青蛙的动作，看它跳跃的样子。

2. 教孩子模仿青蛙跳，鼓励孩子反复练习。

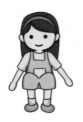

3. 和孩子把青蛙的样子画下来，制成青蛙头饰，扮演青蛙。

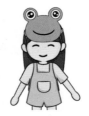

4. 回家后，爸爸妈妈可以和孩子一起玩"青蛙跳"的游戏。

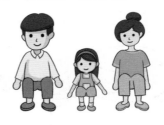

5. 妈妈讲述游戏规则：由爸爸和孩子轮流在报纸上做双脚跳或单脚跳的游戏。如果谁跳出报纸，接触地面就算输了。

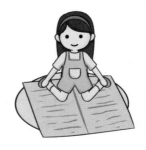

👉 **活动延伸**

除了青蛙外，爸爸妈妈还可以带着孩子观察自然界里的其他小动物，并试着和孩子一起做互动游戏。

游戏5 拔萝卜

目标

让孩子在游戏中学会合作，通过有效的互动完成游戏。

操作要点

1. 爸爸把萝卜形状的抱枕放到客厅的地毯上。妈妈给孩子讲述《拔萝卜》的故事。

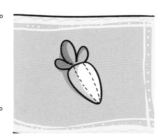

2. 孩子理解故事的内容后，妈妈开始分配角色：
爸爸扮演老公公，
妈妈扮演老婆婆，
孩子扮演小姑娘。

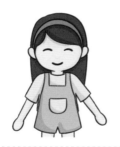

3. 妈妈开始讲旁白："老公公种了萝卜，长啊长，越长越大；他自己拔呀拔，拔不动，请来老婆婆一起拔；拔啊拔，拔不动，老婆婆请来小姑娘帮忙，大家一起拔萝卜。"

> 老公公种了萝卜，长啊长，越长越大；他自己拔呀拔，拔不动，请来老婆婆一起拔；拔啊拔，拔不动，老婆婆请来小姑娘帮忙，大家一起拔萝卜。

4. 妈妈拉着孩子在爸爸的带领下，爬到沙发上，再钻过桌子去拔萝卜。

5. 到达客厅的地毯上，爸爸指着萝卜形状的抱枕说："这就是那个大萝卜，我们一起拔。"妈妈抱着孩子的腰，爸爸抱着妈妈的腰，三个人一起拔。

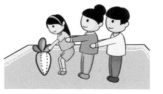

👉 **活动延伸**

孩子熟悉游戏后，家长可以和孩子一起拔萝卜。家长在纸上画出萝卜的形状，剪下来，分别撒落到客厅各处，让孩子拎着小筐去"拔萝卜"。

游戏6 追泡泡

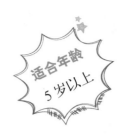
目标

培养孩子的观察力和专注力，增加互动的乐趣。

操作要点

1. 周末的时候，可以带孩子去公园玩"追泡泡"的游戏。

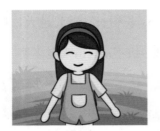

2. 家长吹泡泡，让孩子通过跳跃、追赶、踮脚、下蹲等各种不同的动作去抓泡泡。

3. 教孩子吹泡泡的技巧，并交换角色，孩子来吹，家长来抓。

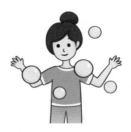

4. 家长趁机可以教孩子《吹泡泡》的儿歌：吹泡泡，吹泡泡，一吹吹个大泡泡，一吹吹个小泡泡。

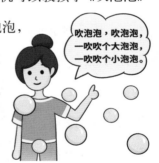

> 吹泡泡，吹泡泡，
> 一吹吹个大泡泡，
> 一吹吹个小泡泡。

5. 当孩子念到"大泡泡"的时候，教孩子双手比画大圆；念到"小泡泡"的时候，教孩子双手比画小圆。

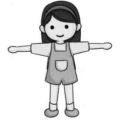

活动延伸

此外，还可以邀请更多的小朋友一起来吹泡泡，通过相互的争抢追逐增加交流。

游戏 7　闯关游戏

目标

在互动式的游戏中，让孩子懂得规则的重要性。

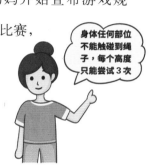

适合年龄
6 岁以上

操作要点

1. 妈妈和孩子分别拉住 1 条绳子的两端，由爸爸演示游戏的玩法，即俯身钻过绳子。

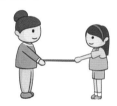

2. 爸爸示范后，换孩子从绳子下面钻过去。

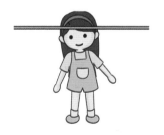

3. 之后，妈妈开始宣布游戏规则：爸爸和孩子比赛，身体任何部位不能触碰到绳子，每个高度只能尝试 3 次。

> 身体任何部位不能触碰到绳子，每个高度只能尝试 3 次

4. 游戏正式开始，爸爸妈妈将绳子的高度不断放低，最后一直降到膝盖以下的位置，鼓励孩子用各种姿势通过绳子。

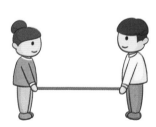

5. 如果一个高度连续 3 次通过失败，就换爸爸钻，看谁是最后的胜利者。

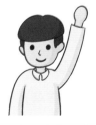

☞ **活动延伸**

除了钻绳子，还可以换个思路，把绳子逐渐抬高，让爸爸和孩子想办法在不碰到绳子的前提下越过。

游戏8 搭城堡

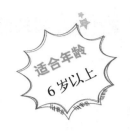适合年龄 6 岁以上

目标

亲子互动，探索城堡的搭建技巧。

操作要点

1. 家长和孩子在众多的城堡图片中，挑选一张最喜欢的图片，全家人一起讨论搭建城堡的方法。

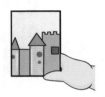

2. 和孩子一起拿出积木，让孩子参照图片的形状，自己亲手搭建。

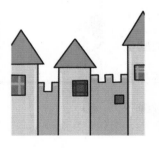

3. 等孩子搭建好后，家长可以开始提问："城堡一共有几层？你可以数数有几个窗户吗？每层的房间都有什么用处？"

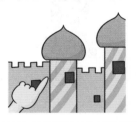

> 城堡一共有几层？你可以数数有几个窗户吗？

4. 同时，家长也可以自己搭建一座城堡，和孩子分享彼此的创造灵感，大家都说一说搭建的技巧。

5. 把孩子建造好的城堡拍照留念，鼓励他开拓思维，创造出更好的作品。

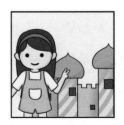

👉 **活动延伸**

为了调动孩子的积极性，城堡建成后要给予一定的奖励。

游戏 9 去餐厅

目标

在生活场景中，增强孩子的参与感。

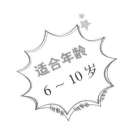
适合年龄
6 ~ 10 岁

操作要点

1. 爸爸妈妈和孩子分别扮演餐厅里的顾客和厨师。

2. 妈妈扮演一位顾客，孩子扮演餐厅的厨师。妈妈先问："你的餐厅有什么好吃的？"

你的餐厅有什么好吃的？

3. 孩子回答后，便以玩具厨具、玩具食物和餐具来烹调食物，并且招待顾客。

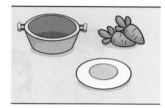

4. 食物做好后，妈妈开始假装试吃，夸张地说"好吃"，并引导孩子说："谢谢！"

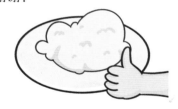

5. 爸爸扮演另外一位比较挑剔的顾客，对于厨师做的饭菜表示不满意，看看孩子的反应。

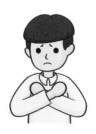

 活动延伸

帮助孩子说出烹饪的步骤，比如先放上锅、打开煤气，再放入食用油等。

游戏 10 跑得快

目标

增加孩子对户外运动的兴趣，锻炼孩子肢体动作的协调性。

适合年龄
7岁以上

操作要点

1. 爸爸带孩子做热身运动，活动四肢和关节。

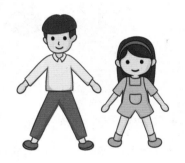

2. 妈妈做裁判，宣布游戏规则：孩子和爸爸一起套进呼啦圈中，然后听口令，同时向指定的终点奔跑。

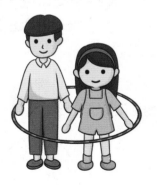

3. 换爸爸做裁判，孩子和妈妈套进呼啦圈中向终点奔跑。

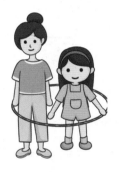

4. 比一比，看看哪组用的时间最短、最先到达目的地。在奔跑的过程中，如果呼啦圈掉在地上，就要返回起点重新开始。

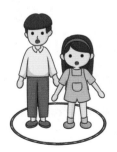

👉 **活动延伸**

这个游戏可以多增加一些家庭成员共同参与，以提高孩子的竞争意识。

游戏 11 对旗语

目标

通过游戏培养孩子按指令行动。

适合年龄 7 岁以上

操作要点

*1.*给孩子找来 3 面小旗，1 面红色、1 面绿色、1 面蓝色，让孩子按指令做动作。

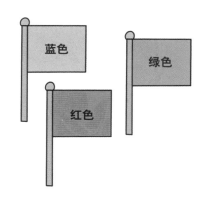

蓝色

绿色

红色

2. 比如：红旗拍手，绿旗向前一步，蓝旗向上跳等。

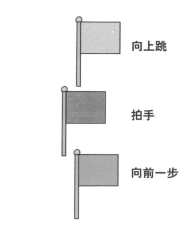

向上跳

拍手

向前一步

3. 妈妈先介绍并示范每种旗子代表的动作，然后任意举起一种颜色的旗子，让孩子做出相应动作。

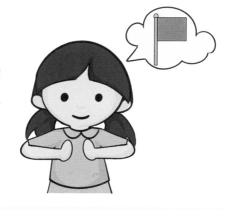

👆 **活动延伸**

加大游戏难度，要求动作迅速，举起 2 秒后没做出动作或做错，都算失败。若孩子熟悉游戏规则后，可逐渐增加旗子的种类。

游戏 12 正话反说

适合年龄
8 岁以上

目标

通过正话反说的互动，让孩子初步了解反义词的概念。

操作要点

1. 父母给孩子展示两根长短不一的绳子，然后告诉孩子："这根绳子长，这根绳子短。"让孩子对长和短有个初步的概念。

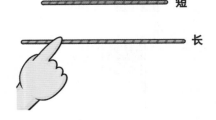

短
长

2. 等孩子熟悉后，父母拿起长的绳子说："这根绳子长。"然后拿起另一根短绳子问："这根绳子呢？"

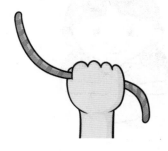

3. 如果孩子能说出"短"，说明已经掌握这组反义词。

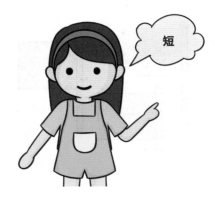

短

4. 父母可用同样的方法，拿身边常见的物品向孩子解释什么是大小、什么是多少。

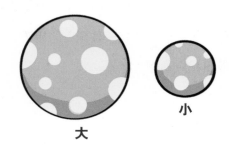

大   小

👈 **活动延伸**

在日常生活中，可以和孩子多发现身边的反义词，比如高和低、胖和瘦。

游戏 13 车来了

目标

锻炼孩子的运动能力，增强身体素质。

适合年龄 8 岁以上

操作要点

1. 和孩子一起了解小推车的形状，掌握小推车的原理。

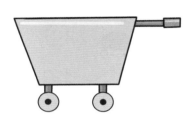

2. 教孩子用肢体"仿照"小推车的外形：向下俯身，双手向前伸出，并用力支撑，交替向前爬行。爸爸拉起孩子的双脚，缓慢地帮助孩子向前移动。

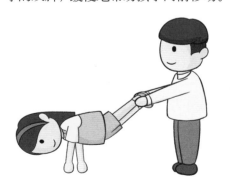

3. 家长要时刻关注孩子的忍耐力，一旦孩子觉得很累，就要停下来休息。

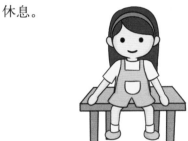

4. 待孩子熟练后，爸爸可以推着"小车"在每个房间里走一圈，并问"小车"看见了哪些东西。

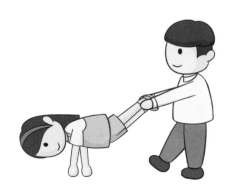

👉 **活动延伸**

在推"小车"的过程中，爸爸可以设置一些障碍物。

游戏 14 收银员

目标

让孩子自发形成动作和语言，学会互动。

适合年龄
8 岁以上

操作要点

1. 家长把零食和玩具都放在桌子上，给孩子一些钱币，并告诉他这些钱币可以购买桌子上的零食。

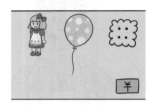

2. 家长可以继续引导孩子，问他："你想买什么呢？"

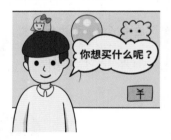

3. 孩子说出后，家长拿着零食，不要说话，让孩子想一想在这种情况下应该怎样互动。

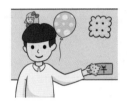

4. 直到孩子把钱给家长，再将食物给孩子。

5. 继续游戏，家长不问孩子想要买什么，只给予他一些提示，比如拿起孩子喜欢的零食。

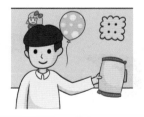

👆 **活动延伸**

加大游戏难度，把孩子经常选择的零食贴上价格，让孩子拿相应的钱币付款。

游戏 15 鸟蛋对对碰

目标

通过小游戏，在同类关系中，找出不同点，继而通过不同点找出对应关系。

操作要点

1. 妈妈拿出鹌鹑蛋、鸡蛋和鸭蛋给孩子看，让他说出三种蛋有什么区别。

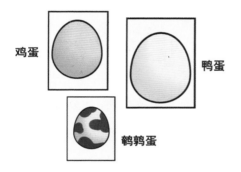

2. 妈妈和孩子一起讨论三种蛋的不同名称和特点，并给孩子看鹌鹑、鸡和鸭三种动物的照片。

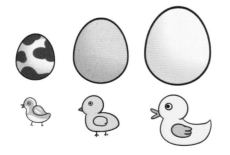

3. 引导孩子一起按照蛋的大小或重量与鸡、鸭、鹌鹑连线。

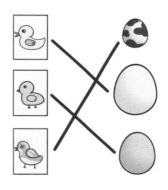

4. 妈妈可以找一些鸟类的绘本或科普图片让孩子看，以此了解更多鸟类的习性。

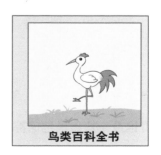

鸟类百科全书

活动延伸

把三种蛋煮熟切开，帮助孩子认识蛋的结构，包括蛋壳、蛋清和蛋黄。

游戏 16　足球比赛

目标

培养孩子的控制力和四肢协调性，增进亲子互动。

适合年龄
8～12 岁

操作要点

1. 妈妈先准备 1 把凳子，在凳子上放 1 个小盆。

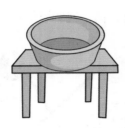

2. 妈妈坐在凳子上开始示范，双脚夹起皮球从左边慢慢转身到右边，投到小盆里。

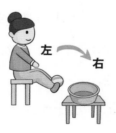

左　右

3. 孩子开始模仿，也学着妈妈的样子夹起皮球，转身投入小盆中。

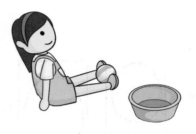

4. 爸爸来做裁判，5 分钟内，看看妈妈和孩子谁夹进的球多，谁就是胜利者。

5. 增加游戏难度，在 2 个小盆里分别放上 10 个小球，看谁最先从盆里把球都夹走。

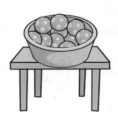

👉 **活动延伸**

除了小球，还可以换一些比较细小的东西来训练，比如铅笔、小瓶子等。

加强互动性

基本原理：增强孩子的自发性参与度和沟通水平，构建语言技能。

操作要点： 1. 与孩子面对面；

2. 加入孩子的游戏；

3. 为孩子创造参与或沟通的机会；

4. 注意孩子的行为，并做出相应的回应。

记录孩子的进步

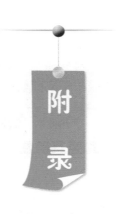

附录

《孤独症儿童社交能力评估表》选自《孤独症儿童发展评估表（试行）》，共 47 项。分为社交前基本能力、社交技巧与社交礼仪 3 部分，主要评估儿童社交中的非口语能力、认识自己、评价自己、控制自己、与照顾者的互动、与陌生人的互动、近距离打招呼、远距离打招呼、自我介绍、近距离告别、电话告别、表示感谢、表示抱歉与表示称赞等方面的能力现状与需求。

孤独症儿童社交能力评估表							
序号	评估范围		评估项目	评估材料	评估方法	评估标准	参考年龄	P、E、F、X
1	社交前基本能力	社交中的非口语能力	目光注视社交对象	无	与儿童打招呼，观察儿童的反应	P- 注视对方的眼睛和脸部 E- 摇晃头部，但偶尔与对方有目光接触 F- 没有任何反应	0~6 月	
▲2			与照顾者 3 米距离内身体接触	无	妈妈从 3 米的距离逐渐走向儿童，观察儿童的反应	P- 会凑近妈妈，并且伸开手臂让妈妈抱 E- 看着妈妈走近自己 F- 没有任何反应	6~12 月	
3			与陌生人 3 米距离内身体接触	无	陌生人从 3 米的距离逐渐走向儿童，观察儿童的反应	P- 盯着对方走近，直到对方停下来 E- 看一眼正在走近自己的陌生人，头转向照顾者 F- 没有任何反应	6~12 月	
4			陌生人走近儿童的身体	无	陌生人从 3 米外的距离逐渐走向儿童，观察儿童的反应	P- 当陌生人走到自己面前时看看对方，并开始绕过对方迈步向前走 E- 看着走到自己面前的陌生人，站着不动 F- 没有任何反应	1~1.5 岁	

序号	评估范围	评估项目	评估材料	评估方法	评估标准	参考年龄	P、E、F、X
5		陌生人走近儿童的身体	无	陌生人从3米外的距离逐渐走向儿童，观察儿童的反应	P—当陌生人走到儿童面前时看着对方，转身快速向照顾着走 E—看着走到自己面前的陌生人，站着不动 F—没有任何反应	2～3岁	
6		安坐	无	不熟悉的人坐在儿童身边给儿童讲故事，观察儿童的反应	P—安静地坐好，听对方讲故事 E—有意识地听，但时不时地晃动身体 F—跑来跑去，没有任何反应	2～3岁	
7		认识镜子中的自己	高1米、宽0.5米的镜子	在距离儿童面前1米的距离内放置镜子，调整位置到儿童能正面照到镜子	P—对镜子中的自己做出反应（如盯着看，用手摸、嘴凑到镜子面上做出来的动作）E—有轻微反应 F—没有任何反应	6～12月	
▲8	认识自己	认识自己的衣服	无	指着儿童身上的衣服："这是谁的衣服"，观察儿童的反应	P—双手交叉，并说"我的" E—眼睛盯着自己的衣服，没有其他反应 F—没有任何反应	1.5～2岁	
▲9		知道与回答自己的年龄	无	问儿童："小朋友，你几岁了？"	P—用手指个数表示自己的年龄或用口语回答 E—眼睛盯着对方，没有其他反应 F—没有任何反应	2～3岁	
▲10		知道与回答父母的名字	无	问儿童："××（儿童的名字），你爸爸叫什么名字？"或"你妈妈叫什么名字？"	P—正确回答"我爸爸叫×××"或"我妈妈叫×××" E—眼睛盯着对方，没有其他反应 F—没有任何反应	3～4岁	
11		评价画画（或其他行为）很好	铅笔、白纸	与儿童一起画画，画完后，问儿童："你画得好吗？"观察儿童的反应	P—看着自己的画回答"好"，但动把对方画的画推开，继续画 E—眼睛盯着自己的画，没有其他反应 F—没有任何反应	2～3岁	
12	控制自己	执行"不准……"指令	小食品或玩具	将儿童最喜欢的食品或玩具放在儿童面前，观察儿童的反应	P—没经过允许，儿童没有动食品或玩具，只是凑近看 E—拉着对方的手去替他拿 F—没经过允许就允许打开玩具或食品拿	2～3岁	

序号	评估范围	评估项目	评估材料	评估方法	评估标准	参考年龄	P、E、F、X
▲13	与照顾者的互动	用微笑回应照顾者	无	让照顾者面对着儿童微笑，并喊出儿童的名字，观察儿童的反应	P—会向照顾者微笑表示回应，并发出一些高兴的声音 E—盯着照顾者的脸，没有其他表情 F—没有任何反应	0～6月	
▲14		微笑或发出声音引发照顾者的反应	无	让照顾者面无表情地看着儿童，观察儿童的反应	P—会向照顾者微笑表示回应，照顾者对自己发出一些高兴的声音，来让 E—盯着照顾者的脸，没有任何表情 F—没有任何反应	6～12月	
▲15		微笑或伸开双臂拥抱，表达对照顾者的喜爱之情	无	让照顾者从距离儿童3米的距离走近儿童，观察儿童的反应	P—会向照顾者微笑表示回应，并伸开双臂，要拥抱 E—盯着照顾者微笑，但没有任何动作 F—没有任何反应	6～12月	
▲16	社交技巧	请求照顾者帮助拿自己想要的东西	小食品或玩具	拿着儿童喜欢的食品或玩具，故意从儿童面前走过（保证儿童经常注意到），然后将食品或玩具放在桌子上，观察儿童的反应	P—会到桌子前看，然后喊照顾者拉到桌子前，指着食品或玩具 E—走到桌子前够不够得到玩具或食品，尽管够不到也不放弃 F—看着桌子上的玩具或食品，开始哭	1～2岁	
17	与陌生人的互动	对陌生环境或对陌生人的反应	积木	陌生人在儿童附近的桌子上玩积木，发出玩得很高兴的声音，观察儿童的反应	P—会在照顾者的视线范围内观察房间中的事物 E—会在照顾者的视线范围内，触摸环境中某个感兴趣的事物，但是对陌生人没有反应 F—没有任何反应或反应强烈，表现出哭闹的行为	2～3岁	
18		与陌生人简单交谈	积木	陌生人邀请儿童一起玩积木，并向儿童介绍自己，观察儿童的反应	P—向陌生人介绍自己，并谈论积木 E—陌生人问儿童问题，儿童才回答，否则儿童不会主动讲话 F—没有任何反应	3～4岁	
19		维持谈话	积木	陌生人邀请儿童和他一起玩积木，并谈论积木，观察儿童的反应	P—等待陌生人讲完后，再接着积木讲，或抢话行为 E—一直在说自己想说的，而且没有接着陌生人的话题讲 F—没有任何反应	4～5岁	

序号	评估范围	评估项目	评估材料	评估方法	评估标准	参考年龄	P、E、F、X
20		分享	积木	陌生人邀请儿童一起玩积木，两个人使用这些积木搭房子，陌生人设计情境，故意想要儿童手里的积木，观察儿童的反应	P—看到并将陌生人需要的积木给他 E—没有注意到陌生人的需要，并在他提出要求不后，仍然不将手里的积木给对方 F—没有任何反应	4~5岁	
21		对别人的问候（你好）表示惊讶	无	对儿童说："你好"，观察儿童的反应。如果儿童没有反应，再说一次	P—儿童盯着对方看，显示出惊讶的表情 E—看一眼对方，转身抱住照顾者 F—没有任何反应	0~6月	
22		用微笑回应别人的问候（你好）	无	对儿童说："你好"，再说一次	P—对问候以微笑回应 E—眼睛盯着对方 F—没有任何反应	6~12月	
23		伸手或拉手回应别人的问候（你好）	无	对儿童说："你好"，观察儿童的反应。如果儿童没有反应，再说一次	P—向对方伸出手或抓对方的手 E—眼睛盯着对方 F—没有任何反应	1~1.5岁	
24	社交礼仪 近距离打招呼	用"好"回应别人的问候（你好）	无	对儿童说："你好"，观察儿童的反应。如果儿童没有反应，再说一次	P—看着对方，说："好" E—眼睛盯着对方，无表情或语言 F—没有任何反应	1.5~2岁	
25		用"叔叔好，阿姨好……"回应别人的问候（你好）	无	对儿童说："你好"，观察儿童的反应。如果儿童没有反应，再说一次	P—看着对方，并在照顾者的指示下说："叔叔好"或"阿姨好" E—眼睛盯着对方，无表情或语言 F—没有任何反应	2~3岁	
26		握手表达问候	无	对儿童说"你好"，观察儿童的反应。如果儿童没有反应，再说一次	P—看着对方，并与之握手 E—眼睛盯着对方，无表情或语言 F—没有任何反应	3~4岁	
27		用"早上好，晚上好……"回应别人的问候	无	如果是在上午进行测试，可以对儿童说"早上好"，如果在下午测试，可以对儿童说"下午好"；如果儿童没有反应，再说一次	P—看着对方，并与之握手 E—眼睛盯着对方，无表情或语言 F—没有任何反应	3~4岁	

续表

序号	评估范围	评估项目	评估材料	评估方法	评估标准	参考年龄	P、E、F、X
28		用"叔叔好，阿姨好……"问候，并握手	无	对儿童说"你好"，观察儿童的反应。如果儿童没有反应，再说一次	P—看着对方，说："叔叔好"或"阿姨好"，并与之握手 E—眼睛盯着对方，无表情或语言 F—没有任何反应	4~5岁	
29	远距离招呼	用"你好"问候，并握手	无	对儿童说"你好……"，观察儿童的反应。如果儿童没有反应，再说一次	P—看着对方，说："你好"，并试着想握手 E—眼睛盯着对方，无表情或语言 F—没有任何反应	5~6岁	
30		用"叔叔好，阿姨好……"回应，并挥手	无	对儿童挥手说"你好……"，观察儿童的反应。如果儿童没有反应，再说一次	P—看着对方，挥手回应"叔叔好"或"阿姨好" E—眼睛盯着对方，无挥手动作或语言 F—没有任何反应	3~4岁	
31		被动介绍，儿童回答别人对自己名字的提问	无	看着儿童说"你好，我是……"，如果儿童没有反应，换着问："小朋友，你叫什么名字？"	P—看着对方，回答："××"（××表示儿童的名字） E—眼睛盯着对方，向后退 F—没有任何反应	2~3岁	
32	自我介绍	主动自我介绍："叔叔好，我叫××"	无	看着儿童说"你好，我是×老师"，观察儿童的反应，可以再测试一次	P—看着对方，回应说："叔叔好，我叫××"（××表示儿童的名字） E—眼睛盯着对方，向后退 F—没有任何反应	3~4岁	
▲33		妈妈离开时，儿童盯着妈妈并双臂上下摆动	无	让妈妈和儿童告别，要求妈妈对儿童说："××，拜拜。"并向后退，观察儿童的反应	P—盯着妈妈的脸，双臂上下摆动，嘴巴微动 E—眼睛盯着妈妈的脸，没有任何表情 F—没有任何反应	0~6月	
▲34	近距离告别	妈妈离开时，儿童盯着妈妈哭并双臂前伸	无	妈妈和儿童告别时，要求妈妈对儿童说："××，拜拜。"并向后退，观察儿童的反应	P—盯着妈妈的脸，双臂向前伸，随着妈妈向后退的距离加大，儿童表情明显变化，哭起来 E—眼睛盯着妈妈的脸，随着妈妈向后退没有任何表情 F—没有任何反应	6~12月	

128

续表

序号	评估范围	评估项目	评估材料	评估方法	评估标准	参考年龄	P、E、F、X
▲35		妈妈离开时，儿童迈步追，并向前伸开手臂	无	妈妈和儿童告别，要求妈妈对儿童说："××，拜拜。"并向后退，观察儿童的反应	P—盯着妈妈的脸，双臂向前伸，向前迈步，随着妈妈向后退的距离加大，儿童表情明显变化，哭起来 E—眼睛盯着妈妈的脸，没有任何表情 F—没有任何反应	1~1.5岁	
▲36		妈妈离开时，儿童迈步追，并抱住妈妈的腿	无	妈妈和儿童告别，要求妈妈对儿童说："××，拜拜。"并向后退，观察儿童的反应	P—看着妈妈向后退。妈妈抱一下就离开，直到抱住妈妈的腿，儿童表情明显变化，哭起来 E—眼睛盯着妈妈的脸，没有任何表情 F—没有任何反应	1.5~2岁	
▲37		妈妈离开时，儿童亲亲妈妈的脸表达再见	无	妈妈和儿童告别，要求妈妈对儿童说："××，拜拜。"并向后退，观察儿童的反应	P—看着妈妈向后退，妈妈蹲下来，亲亲妈妈的脸，直到抱住妈妈的腿，表示拜拜 E—眼睛盯着妈妈的脸，并要妈妈一直抱 F—没有任何反应	2~3岁	
▲38		妈妈离开时，说"拜拜"，但表情显出不愿意	无	让妈妈和儿童告别，要求妈妈对儿童说："××，拜拜。"并向后退，观察儿童的反应	P—回应妈妈："拜拜"，但不会阻止妈妈走的表情 E—眼睛盯着妈妈的脸，并要妈妈一直抱 F—没有任何反应	3~4岁	
▲39		妈妈离开时，说"拜拜"并挥手	无	妈妈和儿童告别，要求妈妈对儿童说："××，拜拜。"并向后退，观察儿童的反应	P—回应妈妈："拜拜"，并挥手 E—眼睛盯着妈妈的脸，抱住妈妈 F—没有任何反应	4~5岁	
▲40		妈妈离开时，说"拜拜"并挥手，但对妈妈提出某些要求	无	妈妈和儿童告别，要求妈妈对儿童说："××，拜拜。"并向后退，观察儿童的反应	P—回应妈妈："拜拜"或"早点回来，愿意让妈妈走，同时提出要求："给我买……" E—眼睛盯着妈妈的脸，抱住妈妈 F—没有任何反应	5~6岁	
▲41	电话告别	用"妈妈，再见"回应妈妈的告别	电话或手机	妈妈和儿童在电话中告别，要求妈妈对儿童说："××，再见。"观察儿童的反应	P—回应妈妈："妈妈，再见" E—手拿着电话不说话，并看着电话 F—没有任何反应	2~3岁	

序号	评估范围	评估项目	评估材料	评估方法	评估标准	参考年龄	P、E、F、X
▲42		用"妈妈,再见",并用亲电话的动作(代替亲妈妈)表示告别	电话或手机	妈妈和儿童在电话中告别,妈妈对儿童说:"××,再见",观察儿童的反应	P—回应妈妈:"妈妈,再见",甚至亲一下电话 E—手拿着电话不说话,并看着电话 F—没有任何反应	3~4岁	
▲43		用"妈妈,再见"告别的同时表达想念"想你"	电话或手机	妈妈和儿童在电话中告别,妈妈对儿童说:"××,再见",观察儿童的反应	P—回应妈妈:"妈妈,再见"或"再见,妈妈,我想你" E—手拿着电话不说话,并看着电话 F—没有任何反应	4~5岁	
44	表示感谢	拿到别人给的东西,双手作揖表示感谢	小食品或玩具	将小食品或玩具送给儿童,对儿童说:"这个,给你",观察儿童的反应	P—在照顾者的指示下,双手作揖,表示谢谢 E—拿到食品或要求打开或玩 F—没有任何反应	1.5~2岁	
45		拿到别人给的东西说"谢谢叔叔"或"谢谢阿姨"	小食品或玩具	将小食品或玩具送给儿童,对儿童说:"这个,给你",观察儿童的反应	P—儿童说:"谢谢叔叔"或"谢谢阿姨" E—拿到食品或要求打开吃或玩 F—没有任何反应	2~3岁	
46	表示抱歉	弄坏别人的东西,会说"对不起"	折好的纸青蛙(纸很薄,容易破)	将折好的纸青蛙小心翼翼地放在儿童面前,对儿童说:"这个青蛙,给你玩",儿童一拿,纸青蛙坏了,观察儿童的反应	P—表现出紧张的神色,眼睛盯着青蛙片刻后,说:"对不起" E—拿起坏的青蛙开始玩 F—没有任何反应	3~4岁	
47	表示称赞	当别人做事做得好时,口头称赞别人或通过动作称赞别人	白纸和画笔	将白纸和笔给儿童,让儿童画画,先观察儿童画的是什么,并且然后和他画一样做得好。画得一定要比儿童画得更好。和儿童的画比较,观察儿童的反应	P—看完画后,称赞对方的画好,会使用口头语言称赞说:"你真行""你画得好看";或者儿童使用动作称赞,如:竖起大拇指,鼓掌等 E—看自己的画和对方的画后,再在自己的画上面继续画 F—自己一直在乱画,不看对方的画,或者对要求画画的指令没有任何反应,仍然做自己的事情	3~4岁	

130

▲——代表观察或直接评估项目。

序号前面没有任何标注的为直接评估项目。

评分方法

通过（P）——表示在没有示范或协助下，儿童能独自完成某个项目。

中间反应项（E）——表示儿童虽然未能完成某个项目，但具有所要求动作的意识；或在协助、重复指示和示范后，能尝试完成某个项目。中间反应项可以直接转化为个别化训练目标，但不作为统计项。

不通过（F）——表示即使有示范或协助，儿童也不能完成某个项目。

X——表示某个项目不适合所测试的儿童。

通过评估表格，家长可以直观地了解到孩子社交能力的发展状况、优势和不足，并根据其表现制订有针对性的训练项目和计划。此外，还可通过本书中提到的游戏方式进行强化训练，体验快乐的同时提升能力，希望每一个孤独症儿童都能早日融入社会与生活。